健康寿命は歯で決まる!

野村洋文

イースト新書Q

Q061

はじめに

5月の昼下がりの診療室、歯のメンテナンスに来院された57歳男性との会話。

「先生、雑誌に書かれていたのですが、歯ぎしりが健康に良い、って本当ですか？　信じられませんが」

「本当です！　言い方に語弊があるかもしれませんが、あたらずとも遠からず、といったところでしょう」

「先生、ダイエット中は口臭がするって本当でしょうか？　女房に言われまして」

「本当です！　ダイエット中もさることながら、お腹が空いてくると口臭が発生してしまいます」

「先生、歯周病をほうっておくと認知症になるって本当ですか？　昨日テレビでそんなことを言っていました」

「本当です！　歯周病が悪くなると、認知症もさることながら、心筋梗塞や脳梗塞の危険性も高くなりますし、大きな声では言えませんがＥＤ（勃起不全）にもなってしまいます」

「怖いですね！　特に最後の言葉、聞き捨てならないですねえ。これからも、定期的にお世話になりますわ」

「是非！　丈夫な歯と健康な歯肉を保つために、この調子で1年に2回、定期健診にいらしてください。自分の歯で美味しく食べられる、これが、健康維持の第一歩と言っても過言ではありません。お願いいたします」


はじめまして、野村洋文と申します。

僕は現役の歯医者。今、ご出演いただいた患者さんのように、1年に2回、どうか！　歯科医院に定期健診にいらしてください。歯と歯肉のメンテナンスは言うに及ばず、口臭や、舌の状態、いびき、歯ぎしりなど、お口の中で気になる症状がありましたら、歯医者さんにご相談くださいませ。

歯は、誰にとっても「ほぼ一生お付き合いする大切な友達」です。歯の良し悪しが、全身の健康状態を左右することは、現在、自明の理となっております。

それなのに、どうも歯医者には二の足を踏んでしまう、中世の拷問器具みたいなイスに腰かけるのを想像するだけで、陰鬱な気分になる。さらには、たかが、歯だろう！　後回し、後回し、と条件反射的に、歯医者を避けてしまう。

この本で一番書きたいことなので、繰り返しますよ！　歯の良し悪しは、全身の健康維持に直結します。歯をきちんとケアされ、美味しく食事をとることや、楽しく会話ができる人ほど、長生きするという事実は、多くのデータが証明済みです。健康寿命（健康上の支障なく、日常生活を送れる期間）は、歯で決まると言っても過言ではないのです。

また、声を大にして言いますが、歯をきちんと治されてらっしゃる方、ご自分の健康な歯をお持ちの方は、実年齢よりもそうとうに若くお見受けできます。まさに、アンチエイジングは歯から！　なのです。

逆に申し上げますと、健康状態が傾き始めますと、歯がもろくなるのが、手に取るようにわかります。当然なのです。歯の中にも神経、血管、リンパ組織が存在し、歯は生きている人間と同じように息をしているのですから。

歯は、まさに健康のバロメーターなのです。

それなのに、実のところ、歯について基本的なことを知らないまま、とんでもない誤解をして、間違ったケアをしてしまっている方が相当数いらっしゃいます。

「これではイカン！　本当にイカン！」

そう思って、世に出回っている「歯と口に関する本」を見てみると、専門用語がバンバン出てきて一般読者には理解しづらいものばかりのような気がします。

歯や歯肉の中で起きている細かな化学反応や、口の周囲の筋肉の名前などを出されても、一般の方は「そんなもん、知らんがな！」ですよね。

「これはますますイカン！　本当にイカン！」

もっと、笑ったり、「へぇ～」と思ったりして、楽しみながら読み進んでいくうちに、歯や口についての正しい知識が身について、歯がいかに大切であるか、歯がいかに全身の健康に直結しているかを、わかっていただける本はないのか！

「えっ！　ない？　ほんなら僕が書いちゃいます！　本当に書いちゃいます！」

こんな思いから、本書は誕生したのです。

本書は、「生涯、かけがえのない友人」である歯、歯と健康について、時に雑談で脱線しながら、本当に知って欲しいことだけを、わかりやすくまとめた1冊です。

大切なことを知っていただきたい、その思いから、専門用語の使用は極力避けました。

第1章から第8章まで、本当に知りたい！　歯と口に関する知識、そして最新情報だけをしたためました。

通勤電車や歯医者の待合室など、スキマ時間にパラパラとページをめくり、好きな章から読んでください。

本書をお読みいただくことで、みなさんが自分の歯の健康をより意識され、人生１００年時代を生き生きと生きられる一助になったなら、著者としてこれ以上の喜びはありません。まさに、健康寿命は歯で決まる！　のですから。

蛇足で、文中に織り込んだ雑学をひけらかしていただけることも、僕の密かな喜びであります。

健康寿命は歯で決まる！●目次

第2章 本当に知りたい！ 歯ぎしり

第3章　本当に知りたい！　むし歯&歯周病

第4章 本当に知りたい！ 噛む力

第5章 本当に知りたい！ 唾液力

第6章　本当に知りたい！　舌

第7章 本当に知りたい！ 3D 再生 治療

第8章　本当に知りたい！　インプラント　ホワイトニング治療

第1章

本当に知りたい！　口臭

今も昔も、口臭は悩みの種

スメルハラスメント（スメハラ）なる言葉が、世間をにぎわせております。スメルハラスメント、ご存じない方のために説明しますと、臭いを原因として、周囲に不快な思いをさせる行為を言います。

その中には当然、口の臭いである、口臭も含まれています。職場を退職する理由として、口臭を含むこのスメルハラスメントが挙がるようになるほど、現在、社会問題となりつつあります。

社会全体の清潔志向が強まり、生活の場の清潔さの要因として「臭い」が上位に位置づけられたため、特に、口臭を気にする人が増加してきているのです。市販されている、口臭予防剤の種類の多さを見ても、関心の高さがうかがわれますね。

古今東西、人間が口臭で悩んでいたのは明らかで、釈迦《しゃか》の戒律をまとめた「律蔵」という仏典には、「僧たちは口が臭かったので、釈迦は、歯木（昔の歯ブラシのようなもの）を噛《か》むようにさとした」と記されております。

さらに、我が国でも、平安時代末期の、「病草紙《やまいのそうし》」という当時の病やその治療法がかかれた絵巻物には、美しい女性に言い寄ってきた男が、彼女のひどい口臭にあわてふためき、逃げ出す話がかかれております。

また、古代ローマ帝国では、口に対する衛生意識が想像以上に高かったようでして、口臭予防のドロップスを一般市民が普通になめていました。ちなみに、ドロップスをずっとなめ続けているというのは、溶けるまで口の中に砂糖を供給していることになりますから、むし歯になりやすい環境をつくっている状態ではありますよ。ご注意ください。

余談ですが、30円で30分なめ続けられるフレーズのドロップスにチュッパチャプスがあります。チュッパチャプスはスペインのバルセロナが発祥でして、あのインパクトのあるロゴをデザインしたのは、サルバドール・ダリというシュルレアリスムの巨匠です。

話を戻しましょう、そのぐらい、口臭は人間にとって耐えられないものでして、「スメハラ」というフレーズの登場は、遅すぎたと言っても過言でないのです。

実際、僕はほぼ毎日、患者さんと接しておりますが、口臭でお悩みの方の実に多いことに驚かされます。「歯みがきを一生懸命しています。洗口剤で念入りにうがいをしておりますす。しかし、一向に口臭が無くなりません。どうすれば良いのでしょうか？」と、心細げにため息をつかれる方に毎日のように出くわします。

そんな方のために、この章では、口臭に関しての正しい知識をお教えしたいと思います。

さらに、読み終えた後、口臭に関して世の中に流布している俗説（胃が悪いと口臭がする、など、実際に胃の中の臭いが食道をとおって口から出ることはありません）に振り回されることは無くなるでしょう。

えっ！　口臭と香水は同じ!?

では、何故、口臭が発するのでしょうか？　その前に、口臭の成分についてお話ししますね。

口臭の成分で、高頻度に検出されるのは、硫黄化合物というもので、硫化水素、メチルメルカプタン、ジメチルサルファイドがこれにあたります。いきなりややこしい名前を出してすみません。

端的に言いますと、硫黄の化合物です。硫黄と聞いてピンとくるものがあるのではないでしょうか？　そうです、温泉に行くと、ツーンとした臭いがしますよね。その主成分です。

この硫黄化合物に、その他の微量な成分が混入し、独特の口臭になります。

香水がさまざまな成分をブレンドして独特の匂いとなるように、不快な臭いも、これらの成分が口腔《こうくう》の湿気とも混合されて、独特の臭いになるのです。また、臭気に対する個人の感覚なので、感受性に差があります。香水も人によって好みがあるように、不快な臭いの感じ方にも個人差があります。

ちなみに、デパートの1階に化粧品売り場が多い理由をご存じでしょうか？　香水などの匂いがフロアに充満してしまうので、その匂いを外に逃がしやすくするためのようです。

さて、口臭の発生に重要な役割を果たしているのが唾液です。唾液の量と性状が、口臭に大いに関わっています。

第5章で詳しく述べますが、まずは、唾液の出る仕組みにしばしお付き合い願います。唾液は、口の中に自分勝手にビチャビチャ出ているわけではありません。視覚、聴覚、臭覚、そして味覚などの刺激により、自律神経（さまざまな臓器・器官の働きを調節しており、自分の意志では調整できない）の交感神経もしくは副交感神経を介して、三つの大唾液腺と七つの小唾液腺という袋から分泌されます。

唾液には、サラサラした唾液と、ネバネバした唾液がありまして、サラサラ唾液は、副交感神経が主に支配しており、気分が落ち着いている時に分泌されます。ネバネバ唾液の方は交感神経が主に支配しており、ストレスを感じたり、疲れていたりすると分泌されます。

サラサラ唾液が多く分泌されると、後で書きますが、口臭の原因である悪玉菌が食道に洗い流され、結果、口臭の予防になります。その一方で、ネバネバ唾液の分泌が盛んになると、悪玉菌は口腔内に滞ってしまいます。さらにネバネバの元であるムチンという物質を悪玉菌が好むため、菌が繁殖して、サラサラ唾液が分泌されている時と比べると相対的に口臭は強くなります。

コーヒーと牛乳は口臭の原因だった！

口臭の身近な原因として、まず、食べ物、飲み物が挙げられます。ニラ、ネギ、ニンニクを食べた後の口の臭い、おわかりいただけますね。僕もニンニク、ニラ、大好き人間でして、バクバク食べてしまいますが、翌朝の代償は大きく、まさに後悔先に立たずです。これらの食材の成分に含まれる硫黄化合物が、主たる口臭の原因です。

意外と思われるかもしれませんが、コーヒーも口臭の原因になります。イメージ的に、口臭消しに一役買っている感じがしますが、実際は真逆です。

コーヒーに含まれるカフェインが主な原因です。カフェインの興奮作用で、交感神経が優位になると、先ほど述べたように、ネバネバ唾液が分泌され口臭が発生しやすくなります。

さらに、コーヒーには利尿作用があります。この作用により、体内の水分が奪われると同時に、口腔内の唾液も奪われ（唾液の99・5%は水分です）、口の中が乾燥して潤いが無くなり、悪玉菌が停滞して、口臭が発生してしまうのです。

今度、意識してコーヒーをお飲みくださいませ。口の中がネバネバし、乾燥していることに気づかれますよ。

また、第6章でも述べますが、舌の表面は拡大して見ると、舌乳頭というじゅうたんの毛のような凸凹で覆われております。その凸凹の隙間に焙煎《ばいせん》したコーヒー豆の粒子が停滞することで口臭を発生させると言われています。

今流行りの「エナジードリンク」も口臭の原因になりますから気を付けてくださいね。カフェインが多く含まれています故、コーヒーと同様の理由から口臭の原因になるのです。

そのコーヒーは、イスラムからヨーロッパに伝えられました。そこで開花し、カフェ文化を生み出したのですが、特にイギリスで大流行しました。コーヒーに砂糖を入れて飲む習慣が定着すると、砂糖の消費量が、爆発的に増加します。その結果、みなさん、むし歯で悩まされるようになりました。どうにかして、その苦しみ、悩みから救ってあげたい、その願いが歯科医療を発展させました。ちなみに、歯科医療はイギリスから、と言われております。

実は、牛乳も口臭の原因になります。以前、「二日酔いには牛乳が良い」という説に飛びつき、泥酔した翌朝、ガブガブと、牛乳を食道に流し込んだ記憶がよみがえりました。実際は、牛乳にアルコール分解能力があるわけではなく、アルコール分解で大量のタンパク質を使用した肝臓に、牛乳に含まれるタンパク質を与えることで助けてあげる、という解釈が医学的に正しいようです。

話を戻しまして、牛乳に限らず、ヨーグルトのような乳製品も、硫黄化合物を含んでいるため、口臭の原因になります。また、舌の上に停滞しやすい形状であることも、臭いを助長させてしまうのです。

人と会う直前にニンニクを口にされる方は、あまりいらっしゃらないと考えますが、意外な伏兵であるコーヒーと牛乳、には気を付けてくださいませ。

ストレスとダイエットも口臭の原因！

他の口臭の原因として、ストレス、心配事、緊張が挙げられます。

先ほど述べました唾液と交感神経、副交感神経、そして悪玉菌との関係を思い出してください。ストレスや心配事で、身体が緊張状態になると、交感神経が優位に働きます。そうなると、サラサラ唾液の分泌が抑えられ、口の中をネバネバ唾液が支配します。その結果、悪玉菌が我が物顔に振る舞い、口臭が発生してしまうのです。

恐怖映画を観ている最中は、間違いなく口臭は強くなりますよ。カップルで劇場観覧される場合は、ご注意くださいませ。

さらに、ストレスや緊張に関係するのですが、実際には口臭がないのにもかかわらず、自分で口臭がすると思い込んでしまうと、本当に口臭が発生してしまう場合があります。

客観的に口臭が感じられないにもかかわらず、仕事場の同僚や配偶者から、個人的な感情、もしくは口げんかでの言葉のあやから、「口が臭い」と吐かれ、自分は口臭がある、それが他人に迷惑をかけているかもしれない、と悩んでしまうケースです。その不安、緊張から、先に述べました交感神経が優位になり、ネバネバ唾液の支配下に置かれ、本当に口臭が発生するという悪循環に陥ってしまうのです。

そして、是非、知っていただきたいのが、ダイエット中に口臭が発生する事実です。まず、お腹がすいてくると、脳が勝手に頑張って食べさせようとして、交感神経が優位になります。そうなると、またまた、ネバネバ唾液が大手をふって暴れ出します。もう、おわかりですね。口臭が発生してしまうのです。空腹時は、口臭に要注意なのです。

そう、ダイエット中は、空腹が続いている状態ですから、口臭が発生しやすくなるのです。

また、唾液の働き以外でも、お腹がすくと通常の糖を使用してエネルギーをつくる糖代謝以外に、脂肪を使用してエネルギーをつくる脂肪代謝が生じるため、副産物でアセトンという物質が発生します。

このアセトンという物質はリンゴの腐ったような甘酸っぱい臭いがしますので、口臭の原因になります。

糖尿病の方も、脂肪代謝の結果、アセトンを発生しますので、口臭が生じてしまいます。逆に、口臭が消えない、のどが渇く、という症状が続くようでしたら、糖尿病の可能性を疑って内科医にご相談ください。

何を隠そう、歯周病が口臭の主たる原因

そして、何を隠そう、口臭の原因の第一位としても過言でないのが、歯周病です。第3章で詳しく書きますが、歯周病は読んで字のごとく、歯の周りの病気です。歯を取り囲んでいる歯肉や骨が蝕《むしば》まれる病気です。歯を支える屋台骨がダメになるので、歯がグラグラと揺れてきます。むし歯でないきれいな歯が抜けてしまう。まさに歯周病の恐ろしいところです。

多くの場合、歯周病は、歯周病原因菌という細菌によって起こります。口腔内には、400〜600種類の細菌が存在し、糖やタンパク質をエサにして生活しています。ここで、特定のタンパク質をエサにして、活性化、繁殖してゆく細菌を悪玉菌と命名することにします。

悪玉菌は、タンパク質を取り込みやすくするために、小さく分解します。どうやって分解するかと言うと、自身が持つ、プロテアーゼやノイラミニダーゼといった、タンパク質分解酵素を使います。タンパク質を分解する時に、副産物として、硫黄化合物を発生させるのです。

点と点が結び付いたでしょうか？　硫黄化合物！　口臭の原因でしたね。

まさに歯周病原因菌は悪玉菌に属します。ひとたび、歯周病原因菌の感染で炎症が生じ、歯肉から血が出ると、その血に含まれる特定のタンパク質をエサに、硫黄化合物を発生させます。すると、歯周病原因菌が活発化して、増えてゆくという負のスパイラルに陥ってしまいます。そうです！　同時に口臭が生じますね。

また、お肉や魚など、食品のほとんどは、タンパク質を含んでおります。その食べかすが、口腔内に残りますと、そうです、歯周病原因菌の格好のエサになるわけです。口臭が発生してしまいます！

ここで逆の発想を提案します。「口が臭い」、自分でそう感じたら、また、第三者にそう指摘されたら、歯周病の可能性を疑ってください。そして、きちんと歯科医院に行き、検査、治療をしてくださいね。

まだまだあります、口臭の原因

第2章で書きますが、歯ぎしり、食いしばり、という悪習癖も口臭の一因となります。

歯をこすり合わせる、歯と歯を強く噛みしめる状態が続くと、全身が緊張状態になります。試しに、ギュッと噛みしめてください。口の周りは言うに及ばず、全身にも強い力が加わるのがわかります。筋肉が緊張すると、先ほど述べた交感神経が優位になります。そうなると、ネバネバ唾液が口の中を支配してしまい、口臭が発生します。

お鼻で息をせず、口を開けて呼吸をすることを、口呼吸と言います。かぜやインフルエンザ、アレルギーなどの原因となり、直さなければいけない悪習癖ですが、これでも口臭が発生します。口を開けている状態が長いため、口腔内が乾燥して唾液の分泌量が減り、悪玉菌を食道に洗い流せなくなるためです。

胃に住んでいるピロリ菌も、口臭の原因になると考えられております。ピロリ菌、胃がんの一要因になることがわかっておりますね。歯周病検査同様、口臭がするようであれば、ピロリ菌検査を受けるというのは、優等生的な逆の発想です。

舌が口臭の原因になるケースも大いにあります。

舌の表面は本来、赤やピンク色をしております。鏡の前で、アカンベエをしてみましょう。白いものが、部分的に、もしくは全体的に舌を覆ってはいませんか?

よく勘違いされますが、この白いものは、食べかすではありません。舌苔《ぜったい》と言います。口の中の清掃状態が芳しくないと、細菌が増殖し、それが時に舌の表面にまで及んでしまいます。その細菌が、古くなって剥《は》がれた頬《ほほ》の粘膜や、唾液と混ざり合い、舌の表面に付いたもの、それが舌苔でして、口臭の原因になります。舌苔の中に潜む悪玉菌が、タンパク質を分解して硫黄化合物を発生させることが原因です。

口臭は、一日中、一定の濃度で臭うことはなく、絶えず変動しております。特に、起床時の口臭は世界共通のものでして、「モーニングブレス」などと呼ばれています。朝起きて、ブラッシングするか朝食をとるまでは、誰でも口臭がしてしまいます。これを生理的口臭と呼びます。

通常、サラサラ唾液により悪玉菌は食道に流されておりますが、就寝中の唾液分泌の低下で、口腔内に悪玉菌が停滞し、残存する食べかすのタンパク質を分解することで、例の如く、硫黄化合物を発生させるのが原因です。

さらに、生理中、妊娠中の女性は、強い口臭が認められることがあります。その期間は、女性ホルモンのエストロジェンが増えるからだと考えられています。エストロジェンは歯周病原因菌の大好物でして、エサが増えることで、自身も活発化、増殖しますので、前に述べた理由から、口臭が発しやすくなるのです。

口臭を測ってみよう

ここまでお読みいただき、主な口臭の原因がわかりましたね。では、口臭がするのか、思い込みなのか、する場合、どの程度の強さなのかはどのようにして知ることができるのでしょうか？

まずはじめに、口臭を自分で知る簡単な方法をお教えしますね。

多くの人は自分の口臭を嗅ぎたい時、口の前に手をあてて、「ハア〜」と息を吹きかけ鼻で嗅ぎます。この方法だと、息がこもり、直接、臭覚を刺激してしまうため、より強く口臭を感じてしまいます。

では、どうすれば良いか？　まず、きれいなコップを用意してください。そのコップを水平にして、中に息を吹きかけてみましょう。2、3秒後、そっと鼻を近づけてください。臭うか、臭わないか、おわかりいただけるはずですよ。

また、におい袋という市販のガスバッグを用いる方法があります。この袋の中に息を吹き込んで、直ちにふくらんだバッグを軽く押して、臭いを嗅ぎます。

普通の袋を用いる場合、フィルム材質を使用してください。ポリエステルなので、それ自体が無臭で、臭気ガスの保存性が高いため、臭いの信頼度は高いです。

前述した方法で、臭う、臭わない、はわかりますが、人により臭覚の感度は違いますし、計測時の心理的な要因でも左右されてしまいます。

臭いを数値で表し、客観的に知りたいという方には、まず「家庭用の口臭チェッカー」を勧めます。メーカー、機種により値段に幅がありますが、基本的には、口臭の成分である硫黄化合物の濃度を測定し、それを数値化しています。

ただし、硫黄化合物以外の物質も拾ってしまうという難点があるので、より正確な口臭の数値を知りたい方は、やはり、歯科医院に行かれてください。医療用の精密な口臭測定器により、ご自身の口臭の度合いが正確にわかります。

現在、歯科医院によっては、口臭専門の外来をつくり、より高度に精密に、口臭の測定・治療を行っているところがあります。インターネットで検索され、足を運ばれるのも得策であります。

また、全国の歯科大学の附属病院の中には、「口臭科」という、口臭を専門に扱う科を設置している病院もありますから、そちらに行かれるのも良いと思います。

口臭の予防策を教えます!

長々と口臭についてお話ししてきましたが、みなさんが一番知りたいのは、どうしたら口臭を防げるか、口臭で悩んだらどうすれば良いか、ですよね。

今までの話をまとめると、口臭が気になる場合は、コーヒーやエナジードリンクなどカフェインを多く含む飲み物や、牛乳に代表される乳製品は控えるとよい、ということでした。また、飲食物に心当たりがない場合は、歯周病や糖尿病などの疾患、歯ぎしり、口呼吸などの悪習癖を疑ってみる、ということでした。

では、積極的に口臭を防ぐ方法はあるのでしょうか?

まず、口臭予防に効果のある食べ物をお教えしましょう。筆頭に挙げられるのが、パセリです。お刺身のツマと一緒に、端の方にチョコンと置いてある緑色の野菜。食べずに、流し台の三角コーナーにポイの人が大方ではないでしょうか?

実際、パセリは栄養満点、さらに、消臭力も絶大なのです。「パセリねえ〜。わかっているけれど、どうもあの匂いが苦手なのよ」という方もいらっしゃるかと思います。

あの独特の匂いの元は、ピネンという精油成分なのですが、このピネンが、口臭の原因となる悪玉菌を殺菌すると言われております。さらに、パセリに含まれる、クロロフィルという物質も同様に、悪玉菌に対する殺菌作用を有しております。パセリが刺身の付け合わせに使用される理由もそんなところにあるようです。

パイナップル、キウイも消臭効果があります。これらのフルーツに含まれるパパイン、アクチニジンというタンパク質分解酵素が、先に述べた口臭の原因である舌苔を破壊してくれるのです。

ジャガイモに代表されるアルカリ性食品にも、口臭抑制効果があると言われております。

また、紅茶や緑茶のように、ポリフェノールの一種であるカテキンを多く含んだ飲み物は、口臭を消してくれます。カテキンに、悪玉菌を殺菌する作用があるためです。口臭の見地に立つと、コーヒーは劣等生、紅茶は優等生、というところですかね。

ネバネバ唾液が口臭の原因になることは、再三申し上げました。その一方で、サラサラ唾液が口臭の予防になることも書きました。ならば、サラサラ唾液をたくさん口の中に出せば良いじゃないか！　おっしゃるとおりです。

ここで、サラサラ唾液を出やすくする簡単な体操をお教えしましょう。頬と耳たぶの境目あたりにあり、おたふく風邪で腫れるところを耳下腺と言います。

耳下腺は主にサラサラ唾液を分泌します。耳下腺をマッサージすることで、サラサラ唾液がお口の中にジュワーっと出てきます。まず、頬と耳たぶの境目に指先をあてて、後ろから、前へ円を描くように10〜20回程度クルクルと回してください。唾液が口の中に広がってゆくのを体感できるはずですよ。

ストレスと緊張で口の中がカラッカラ、なんて時には、是非お試しください。

あとは、舌のお掃除です。舌苔が口臭の原因になることはお話ししました。舌の表面を清潔に保つためにも、舌のお掃除は大事です。舌クリーナーという医薬品が市販されておりますので、歯みがき時に、一緒に舌も磨いてください。

なお、歯ブラシで舌の表面をこするのは避けましょう。歯ブラシの毛先で、舌を傷つけてしまいますから。餅は餅屋と言いますので、横着せずに専用のものを使用することが大事です。

まとめ

○口臭の最大の原因は、歯周病である。

○コーヒーやエナジードリンク等カフェインを多用している飲み物、さらに、ダイエットやストレスなど交感神経を優位に働かせる因子は、口臭の原因になる。

○口臭の予防には、パセリ、パイナップル、キウイ、紅茶を奨める。耳下腺マッサージをすることで、サラサラ唾液の分泌を促進し、結果、口臭の予防になる。

第2章

本当に知りたい！　歯ぎしり

歯ぎしりエトセトラ

「歯ぎしみの拍子とるなりきりぎりす」　江戸時代の俳人、小林一茶の句。聞こえてくるきりぎりすの鳴き声に合わせ、自分で歯ぎしりをギシギシとして、風情を楽しんでいる様子です。風流ですね。

まあ、歯ぎしりを風流に感じる人は、小林一茶ぐらいなものでして、実際は、「ギシギシ」「キリキリ」「ギリギリ」……睡眠中に、不快な音を出して、出されて、苦情を言われた方、言いたい方、少なからずいらっしゃると思います。

強く歯をこすり合わせ、音を出す「歯ぎしり」、専門的には「ブラキシズム」と言い、

①上下の歯をギシギシさせるグラインディング

②食いしばり（クレンチング）

③上下の歯を小刻みに動かすタッピング

の三つに分けられます。一般には、①を歯ぎしりと呼んでおりますが、②や③も歯ぎしりに含まれます。また、夜、睡眠中のみならず、昼間も同様に歯ぎしりは生じます。

ご経験のある方ならおわかりですが、歯をこすり合わせるだけで、あれだけの大きな音が出せることに驚きを隠せませんね。後ほど、詳しく書きますが、歯・歯の周囲組織であ

る歯肉や骨・さらには全身に相当な負担がかかってしまうのはご想像いただけるかと思います。

めったに人前に出ず、なぞの多かった徳川九代将軍家重、彼は異常とも言えるほどの歯ぎしりをしていたことが判明しました。歯の変形が起こると、発音に著しく障害をきたします。重度の人見知りは、歯ぎしりによって歯が極度に磨り減り、うまく話せないことが原因の一つとも考えられております。

歯ぎしりは何故起こるの？

では、何故、歯ぎしりが生じてしまうのでしょうか？　多くの臨床研究や動物実験がなされているにもかかわらず、歯ぎしり自体は、そのメカニズムが完全に解明されているわけではありません。わからないことの方が多いのが正直なところです。

しかしながら、まず第一にストレスに起因する、というのはほぼ間違いない事実のようです。

歯ぎしりがストレスに関係するという事実を、身をもって経験したことがあります。以前、50代半ばの男性患者さんに、「歯ぎしりをしているようで、顔と顎が痛くてつらい。どうにかしてほしい」と相談されました。お聞きしたところ、奥様を亡くされて以来、ひどく落ち込み、相当なストレスを感じて生活されているとのことです。

そこで、マウスピースを作製し装着していただいた結果、今まで苦悩していた痛みがとれるに至りました。さらに驚くなかれ、痛みから解放された結果、精神的ストレスも緩和され、表情に従来の明るさが戻ったのです。つまり、ストレスを感じ、歯ぎしりを始めてしまった。その歯ぎしりのダメージからストレスが増し、それがさらに歯ぎしりを助長していたのです。

しかしながら、歯ぎしりは依然としてされているとのことです。

ここで、重要なことを述べます。

「歯ぎしりは止められないし、また、止めてはいけない」という考えが、現在では主流になっております。先ほども述べましたが、歯ぎしりは、脳が指令して起こる、ストレス解消のための行為だととらえられているからです。無理やり、歯ぎしりを止めようとすると、逆に脳がストレスを感じ、歯ぎしりを悪化させる場合もあります。

ですから、性格的にはストレス発散をうまくできない人が歯ぎしりをしやすいと言われております。また、競争心が強い人や、いつも時間に追われている人も、歯ぎしりをする傾向が強いようです。

さらに、睡眠時無呼吸症候群という、眠っている間に呼吸が止まる病気や、逆流性食道炎という胃から食道へ胃液が逆流してくる病気と、歯ぎしりとの関係性は強く示されております。

その他、飲酒や喫煙などの嗜好《しこう》品摂取によっても、歯ぎしりを引き起こす可能性が高くなることが報告されています。コーヒーに代表されるカフェインを多く含む食品も、交感神経を優位にさせ、ストレスや緊張をより強くすることから、歯ぎしりを助長させる要因になるようです。

ここまで述べてきた歯ぎしりですが、先に述べたグラインディング、つまり、上下の歯をギシギシとこすり合わせる現象についてイメージされていると思います。正解です。日中無意識に食いしばってしまう、「食いしばり」も歯ぎしりに含まれることはすでに述べましたね。では、食いしばりは何故生じるのでしょうか？

ズバリ、これもストレスが大きく影響していると考えられております。「歯を食いしばって耐える」という表現があるように、強いストレスや苦痛があるとき、私たちは無意識に歯を食いしばります。

食いしばると、痛みを和らげる作用（鎮痛作用）を持つ、「βエンドルフィン」という物質が脳に分泌され、苦痛が軽減されるからです。常時、強いストレス下にある人は、手っ取り早く、βエンドルフィンを分泌しようと、意識しないうちに食いしばるのが癖になってしまうのです。

歯ぎしりが怖い本当の理由

まず、歯ぎしりは上下の歯を普通にこすり合わせるだけのものではありません。あれだけの音を生じさせるのですから、かなりの力で歯と歯をこすり合わせていることは想像がつきます。おおよそ、自分の体重の3倍ほどの力が加わると言われております。

それだけの負担が歯にかかるわけですから、当然、歯の表面がすり減ってゆきます。歯がすり減ってゆくということは、限りなく歯の中に存在する神経に近づいてしまう。これもご想像できますよね。

第3章で詳しく述べますが、そうなりますと、むし歯で歯に穴が開いているわけでもないのに、歯がしみてきてしまいます。これを知覚過敏と言いまして、痛みが強くなり我慢できない場合、神経を取らざるを得ません。症状がひどくなると、神経が露出してしまうケースも少なからずあります。

さらに、過度な力が加わり続けることで、歯がその力に耐えきれなくなり、ひびが入ったり、割れたりすることもあるのです。

また、それだけの力が、歯を支えている歯肉や骨にも加わりますから、歯の周りの病気である歯周病を悪化させる原因にもなってしまいます。

顎を動かす関節（顎関節）に負担がかかるので、口が開きづらくなる、顎が痛い、という顎関節症になる可能性もありますし、顎を動かす筋肉は顎から首、肩へと繋がっているので、その筋肉に疲労がたまり、首や肩が凝ることもあります。

歯ぎしりの後に、無呼吸状態になることが高頻度で観察されており、前述したように、睡眠時無呼吸症候群を起こしてしまう可能性もあるのです。

さらに、側頭筋という筋肉は、顎から頭の横に広がっているため、それが緊張することで、偏頭痛が起こることもあります。昔、我々のご先祖様が生でお米を食べていた頃、噛《か》む度に耳の前の筋肉がピクッ、ピクッと動くことに気づいておりました。お米を噛むと動く場所ということで、「こめかみ」と名付けられたのです。側頭筋がその場所にあたりますよ。

ワインも歯の敵になる!?

歯ぎしりが原因で、むし歯でないにもかかわらず、歯がすり減り、歯がしみて痛みが生じる場合があることを書きました。

それに関連して、ここで、しばし、歯ぎしりから離れて、ワインと歯の関係についてお話ししたいと思います。重要なことにもかかわらず、ほとんど知られていない事実です。

ところで、「1トン」という単位の由来をご存じですか？　大昔、ワイン樽《だる》の中のワインの量は、棒で樽をたたいて、その音の響きでだいたいの目安をつけていました。たたいた時、音がきれいにトン！　と聞こえた量が、当時の1トンになったのです。

さてさて、「ワイン」。言わずと知れた嗜好品です。適量を守れば、ポリフェノール効果でアンチエイジング、大腸がんの予防にも一役買っている健康ドリンクですね。

酒飲みの悲しいサガ、適量を守れた試しがありません。気が付くと、空のワインボトルを虚ろな状態で見つめている自分がいるような気がします。

ところで、コーラのように酸性の強い飲み物を口の中に含み続けると、歯が溶け出してしまうという事実を、ご存じの方も多いことと思います。このように、むし歯でもないのに、酸により歯の表面が溶けてしまうことを、「酸蝕症《さんしょく》」と呼んでおります。

ただし基本、酸性の強い飲み物を飲んでも、唾液の緩衝作用により、酸度が弱められますので、歯が溶け出す心配はありません。

しかし、唾液の緩衝作用を待つまでもなく、ダラダラと、酸度の強い飲み物を口の中に含み続けますと、高い酸性状態が続きますので、やがて歯が溶け出し、酸蝕症になる可能性があります。

驚くなかれ！　ワインも立派な酸度の高い飲み物なのです。

どのくらいかと申し上げますと、歯が溶け出す酸度（ｐＨ）が、５・５～５・７と言われておりますが、ワインのｐＨは、２・５～３・０ですから、胃酸のｐＨ２・０と比較しても、相当に酸性度の高い飲み物であることがわかります。（ｐＨが低いほど酸度が高いことを示します）

一般の人は、ワインを飲むにあたって、口の中に含み続けることはしません。普通に口の中に含んで、その後、食道に流し込みます。

しかし、職業柄、ワインをお口に含み続けられる方々がいらっしゃいます。お察しいただけるかと思いますが、ズバリ、ワインソムリエです。

ワインを口に含む時間が長いため、ワインソムリエの方にはかなりの率で酸蝕症がみられるそうです。

ちなみに、ダラダラとワインをお口に含み続けるよりも、すぐ食道に流し込む飲み方の方が、はるかに酸蝕症になる可能性が低いのですが、その飲み方は、肝臓との相談を必要とするでしょうね。

本当に知りたい！　歯ぎしりの治療法

再び、歯ぎしりに話を戻します。ストレスが歯ぎしりの大きな原因になることは先ほど述べました。ですから、できるだけストレスをためない、ストレス発散法を見つけてみる、ということが重要です。身近なところで、朝のジョギングや、カラオケ、人によってはヨガや太極拳も効果があるようです。

まあ、言うは易《やす》く行うは難し、現代社会の深刻な病理である「ストレス」に蝕まれている私たち、なかなか難しいことではありますが、極力、ストレスをためないように意識するのが大切だと思います。

タバコやお酒の嗜好品が歯ぎしりの原因になる以上、それらを控える、ないし止めるという選択肢はありますね。

歯ぎしりの発生は眠りの浅いステージで高いことがわかっておりますので、眠りが浅くなるのを防ぐためにも、また、交感神経を刺激して緊張状態をつくらないためにも、コーヒーなど、カフェインを多量に含む飲み物の摂取を就寝前は控えることが大事です。

マグネシウムの不足、代謝不良が歯ぎしりの原因になるという臨床報告もありますので、マグネシウムを多く含む食品、例えば、ホウレンソウや納豆、玄米を摂取されるのも良いでしょう。

暗示療法というのがあります。自己暗示にかけることで、夜間の歯ぎしりを予防しようという方法です。寝る前に上下の歯が軽く離れている状態をイメージし、「口唇を閉じて歯を離す」という言葉を20回声に出して言ったり、「歯ぎしりをしたら目を覚ます」と自分に言い聞かせたりします。

また、日中に「ギュッ」と食いしばってしまう、いわゆる、「食いしばり」も歯ぎしりに含まれることは最初に述べました。この食いしばりの対症療法を述べますね。できる限り強く10秒ほど噛みしめてください。その後、一気に、上下の歯を離してください。いかに強く噛みしめることが苦痛で、それが放たれた時の解放感が爽快か、が実感できるはずです。この動作により、食いしばりの辛さを暗示させるのです。

最近知られるようになりましたが、歯科医院で無毒化したボツリヌス菌を、緊張した顎の筋肉に注入する方法があります。筋肉の異常な緊張・運動を和らげられ、結果、歯ぎしりの軽減に繋がります。

そして、最後に、歯ぎしり治療の真打ちを登場させます。ほとんどの人がご存じだと思います。歯科医院でマウスピースを作製し、睡眠中に装着する方法です。

先ほど、「歯ぎしりは止められないし、止めてはいけない」とお話ししました。

実際に、マウスピースを装着することで、歯ぎしりが完治するわけではないのですが、歯と歯の周囲組織を守ることができます。実は、それが一番大事なことなのです。さらに、マウスピースを装着すると、上下の歯が触れず、3㎜ほどの隙間が生じます。ぽか〜ん、と口を開けてリラックスした状態を作り出すことで、顎への負担を軽減することができます。

その結果、口腔《こうくう》内が破壊的な歯ぎしりから守られて、痛みが和らぎます。痛みが和らぐことで、痛みにより助長されていたストレスが、解消される方向に進んでゆきます。ストレスが緩和すると？　もうおわかりいただけますね。歯ぎしりもおさまってゆく方向に自然と向かってゆくのです。

最後に、マウスピースは、歯ぎしりの音を小さくする効果もありますので、睡眠同居人の睡眠を妨げないようにする効果も、当然にあります。

マウスピース秘話!?

今、マウスピースの話をしました。マウスピースは、普通、歯ぎしりの治療、顎関節症の治療、睡眠時無呼吸症候群の治療、そして、最近では第7章で触れますが、矯正治療にも使用されております。

ここで、マウスピースとスポーツとのやや複雑な関係（？）についてお話しさせていただきます。

今から数年前、国内男子ゴルフの公式戦におきまして、あるベテランのプロゴルファーが「あるもの」をラウンド中に使用していたことが判明し、失格となりました。その「あるもの」とは何だと思われますか？

そう、「マウスピース」です。少しばかりややこしい話にお付き合いくださいませ。

マウスピースの使用目的が、噛み合わせが悪いための治療、もしくは、強い食いしばりから歯を守るため、という理由ならば、ゴルフの競技上、使用は禁止されておりません。マウスピースを装着しながら、ラウンドを回っても何ら問題はないのです。

では、何故、そのプロゴルファーは失格となったのでしょうか？　その理由は、彼が競技中に発した言葉に原因がありました。

「マウスピースをつけて打ったら、飛距離が伸びたよ」

この一言で、失格に処せられてしまったのです。

ゴルフに限らず、スポーツ競技の中には、「歯やその周囲組織、口腔内を守るため」という目的ならマウスピースの使用を認めるが、スポーツパフォーマンスを向上させるために装着することを禁じているものが多々あります。

このジレンマを解消するために、歯科医師が中心となり、スポーツ競技におけるマウスピース使用の適切なガイドラインを作ってほしいと願う今日この頃です。

歯ぎしりと逆流性食道炎との密接な関係

再び歯ぎしりに話を戻しましょう。

「歯ぎしりはまだまだわからないことの方が多く、完全に解明されていない」と述べてきました。過度なストレスが生じると、それから解放する手段として歯ぎしりが始まってしまう場合があることも述べました。

しかし、ストレスのような後発的要因ではなく、生まれつき、遺伝的な要素も絡み、歯ぎしりをされている方ももちろんいらっしゃいます。その歯ぎしりにより、歯・歯の周囲組織、さらには全身が影響を受け、それがストレスになり、さらに歯ぎしりが悪化するという負のスパイラル現象が起きていることも否めません。

そう考えますと、ストレスが先で歯ぎしりを生じるのか、歯ぎしりが先でストレスが生じてさらに歯ぎしりが悪化するのか、という問題は、「鶏が先か、卵が先か」同様、判別するのが難しいことはお察しいただけるかと思います。

そこで、この問題と密接に関わる、逆流性食道炎と歯ぎしりとの関係について述べますね。

冒頭にも述べましたが、胃酸や胃の内容物が食道に逆流することで、食道粘膜に障害をきたしている疾患を、逆流性食道炎と言います。ひどくなると、食道の炎症はおろか、胃酸が口腔内に流れ込むことで、歯の酸蝕症（先ほどワインのお話で述べましたね。強い酸で、歯の表面が溶けて脆《もろ》くなるもの）が起きる危険性もあります。この状態で歯ぎしりをすると、よりいっそう歯が傷みやすくなるのは想像がつくと思います。

今、上下の歯を少しだけすり合わせたり、カチカチさせたりしてみてください。唾液がジュワッと出てくるのがわかるでしょう。同様に、歯ぎしりをするとかなりの量の唾液を分泌することがわかっております。

結論を先に言いますと、逆流性食道炎を患っている人の多くに、歯ぎしりが認められているのです。その理由については、食道内に入り込んできた胃酸を、歯ぎしりにより分泌促進された唾液で薄めて中和し、洗い流すため、という説が有力です。逆流性食道炎と歯ぎしり、一見して何の脈絡もないように感じられる両者、実は密接に関係しているのです。

その関係を確かめた実験があります。普段は歯ぎしりをしない被検者の食道内に、睡眠中、酸を注入したところ、「高い率で歯ぎしりが認められた」というものです。つまり、酸を注入して逆流性食道炎に似た状況を作ったところ、歯ぎしりが誘発されたのです。

実際、僕が日ごろの診療で出会う歯ぎしりを訴える患者さんの中にも、逆流性食道炎の方が相当数います。

ただし、逆流性食道炎になってから歯ぎしりが起こるとは限らず、「昔から歯ぎしりがあったが、最近になって逆流性食道炎と診断された」という患者さんもいます。

逆流性食道炎自体、初期や中期であれば、ほとんど自覚症状がない場合もあります。そんなこともあって、先ほどの、「鶏が先か、卵が先か」同様、「歯ぎしりと逆流性食道炎のどちらが先か」を判断するのは難しいのです。

以前、ある男性患者さんに、「先生、自分、逆流性食道炎なのですが、ガムを噛んでいるとすごく楽になります」と語りかけられたことがあります。

これだ！　と思い、彼に「おそらく、ガムを噛むと、唾液の分泌が促進され、食道に流し込まれますので、逆流してくる胃液を中和させる働きで、楽になるのだと思います。逆流性食道炎と歯ぎしりも、深く関係があり、今、言った原理で逆流性食道炎患者に歯ぎしりが顕著にみられる、というのが、有力な説です」とお答えしました。

繰り返しますが、もともと、歯ぎしりは無意識のうちに行われるストレス解消のための行為です。一方、逆流性食道炎発症の主要因にストレスが挙げられます。ですから、この二つが併発しやすいのは当然とも言えますね。

ここで、大事なのは、歯ぎしりをしている、するようになったと自覚されている場合、逆流性食道炎を疑い、念のために、内科を受診するという姿勢を持つことでしょう。

歯ぎしりとうまく付き合っていこう！

この章の最重要事項なので繰り返しますが、歯ぎしりは止められないし、止めてはいけません。

人間がストレスを感じた際、脳がそのストレスを緩和させるために行う防御システムだからです。

最近の研究から、睡眠中の歯ぎしりが、ストレスを発散させることで、胃潰瘍の予防に効果を発揮していることがわかっております。

また、人はストレスの下で生活していると、コルチゾールという血糖値を上昇させる役目のあるホルモンが増加します。ストレスが強くなることに比例して、コルチゾールの分泌量が増えますので、血糖値が上がってゆく傾向にあります。

ところが、歯ぎしりをすることで、このコルチゾールの分泌が抑えられることがわかってきたのです。これは、歯ぎしりをすることで、血糖値の上昇が抑制できることを示唆しておりますね。この理論から、現在進行形で、歯ぎしりと糖尿病治療についての研究が進んでおります。

また、非常に重要なことですが、逆も言えます。

最近歯ぎしりするようになった場合、もしかしたら、ご自身のストレスに対するＳＯＳなのかもしれませんし、自覚症状がなくても、逆流性食道炎や、睡眠時無呼吸症候群の兆候があるのかもしれません。

ですから、歯ぎしりという身体の局所的な行為ではありますが、健康、病気という身体全体の問題解決に還元できうるのです。

そして、歯ぎしりをしているとわかった場合、放りっぱなしではいけません。再三申し上げていますが、自分の体重の3倍ほどの力がかかりますので、歯や歯肉、歯の周りの骨、顎、に異常なほどの負担が加わります。

まずは、口腔内を保護するために、歯科医院でマウスピースを作成・装着してください。

その際、マウスピースで歯ぎしりを治す、というよりも、口の中を守る、という気楽な心構えで装着してください。

実際、マウスピースで歯ぎしりが完治するわけではありませんし（止まるケースもあります）、治そうと過度な期待を持つと、それがストレスとなり、うまくいくものもうまくいかなくなってしまいます。

マウスピースで口腔内を守ることにより、破壊的な力から解放されて、痛みが和らいでゆきます。そして、覆いかぶさっていたストレスが徐々に剥《は》がれてゆき、結果、痛みがとれて、ストレスも解消される方向に向かうのです。

最後に、歯ぎしりをしているとわかったなら、悲観的にならず、上手に付き合っていこうとするポジティブ思考が大切です。それは、歯ぎしりをストレスと感じないことも意味します。

そして何よりも、ストレスをためない、ストレスを発散させるルーティーンをつくる、そういった日常の姿勢が重要ですね。

まとめ

○歯ぎしりは、脳がストレス発散のためにする行為なので、ストレスと関係している場合が多い。
○歯ぎしりは止められないし、止めてはいけない、という考えが主流。
○歯ぎしりをしていることがわかったら、口腔内を守るため、まず歯科医院に行きマウスピースを作製・装着することが第一。マウスピースで、歯ぎしりの強い衝撃から口腔内を守ることで、痛みから解放され、徐々にストレス緩和の方向に向かう。

第3章

本当に知りたい！　むし歯&歯周病

むし歯と歯周病のエトセトラ

古今東西、いつの時代でも、歯の痛みは人間にとって悩みの種。シェークスピアの『から騒ぎ』には、「いくら哲学者でも、激しい歯の痛みは我慢できない」というセリフがあります。

例外中の例外はいます。フランスの天才哲学者パスカルは、数学に没頭することで歯の痛みから逃れようとし、結果、世紀の難問を解き明かしてしまいました。「パスカルの歯痛」として知られております。天才モーツァルトは、晩年、むし歯の痛みに苦しみ、彼の最後の作品「レクイエム」は、歯痛、さらには頭痛と葛藤しながら生み出したようです。

さらにさかのぼること、ローマ帝国時代、ラルグスという皇帝のおかかえ医師がいました。彼は、「歯の虫が、むし歯の原因である」と唱えます。その虫を退治するのに、密閉空間で薬剤をガス状態にして、有害物質を駆除する、燻蒸《くんじょう》法という方法を推し進めていました。すごく危険なイメージを抱きますが、そこまでしても治したい、古代人の歯痛に対する悲痛な叫びが聞こえてきますね。

そうそう、スパイスの種類にクローブってありますよね。身近なところではカレーに含まれているやつです。アーユルベーダというインドの伝統医学には、歯痛の鎮痛剤として利用するようにと述べられており、インド人は歯が痛くなると、クローブを歯に塗るそうです。

これは間違ってはおりません。クローブは強力な鎮痛作用と抗菌作用を有していることがわかっております故。

もう一例、初代アメリカ大統領ジョージ・ワシントンに登場いただきます。彼は20代半ば頃から歯周病に悩まされ、年を追う度に歯が抜けてしまい、大統領就任中には、すべての歯をなくしたといいます。

さてさて、「歯の痛み」は今も少し触れましたように、むし歯の痛みと歯周病の痛みが主な原因です。

手っ取り早く説明しますと、歯に穴が開いて、歯の中の神経が過敏になり痛み出すのが「むし歯」。歯自体に問題がないのにもかかわらず、歯を取り囲んでいる、歯肉や骨が炎症を起こし、挙句の果てに骨がとけてしまい、歯がグラグラ動き出し痛みを生じるのが「歯周病」。どちらもメインは、性格も性質もまったく異なる別々の細菌により引き起こされます。

本当に知りたい!?　むし歯の原因

優秀なる成人君子様（!?……僕の造語です）、すみませんが、小学校の授業にタイムスリップさせてください。

むし歯は、むし歯菌がガリガリ歯をかじることで、歯に穴が開くわけではありません。むし歯とは、口の中に住み着いているむし歯菌（主に、ミュータンス菌）が、食べ物や飲み物に含まれる糖質（主に、砂糖）をエサに代謝をした結果作られる酸によって、歯が溶かされ穴が開いてしまう疾患を言います。

ところで、砂糖の主成分はショ糖です。ブドウ糖と果糖が合体してできたものです。ちなみに、ブドウ糖がたくさん結合したものがデンプン。

縄文人の歯は、世界の他の原始民族の歯と比べてむし歯が多かったようです。それは、デンプンの摂取量が多かったことに起因します。

話を戻しまして、むし歯は「酸をつくるむし歯菌（主にミュータンス菌）」、「酸に溶けやすいかどうかという歯の質」、そして「細菌のエサとなる糖質（主に砂糖）」、この三つの好ましくない条件が重なり、時間が経過することで発生するのです。

ここで、むし歯菌の性格を大まかに説明いたしましょう。まず砂糖が大好き、そして酸素が大好きです（好気性菌と言います）。球状の細菌が数珠のように繋がって生活しております（連鎖球菌と言います）。

酸素にありつけるよう、口の中の比較的目立ったところに生息しております。歯のツルツルとした表面なんかまさにそうですよね。

後ほど書きますが、歯周病を起こす歯周病菌は、主にキスや、合わせ箸等による唾液感染で人から人へとうつります。無意識のうちに移しっこをしているわけです。

しかしながら、むし歯菌はその可能性はありません。人の口には常在菌という細菌たちの村々がありまして、他の細菌が入り込んでくることができないようなシステムになっております。むし歯菌もご多分に漏れず、自分たちで仲良くタッグを組んで生活しており、他の菌を押しのけて、他の村に入り込んでいく性格ではありません。

ここで大事なことを話します。食事の後、食べかすを歯につけたままにしておきますと、そこにむし歯菌をはじめとする細菌が繁殖し、歯垢《しこう》（プラーク）というネバネバ物質をつくってしまいます。プラーク＝むし歯菌のかたまり、とイメージしてください。

プラークがむし歯の原因と巷《ちまた》で言われている理由がおわかりいただけると思います。くどいですが、プラークは単なる食べかすではありませんよ。

ちなみに、一般的には女性の方が男性よりもむし歯になりやすいと言われております。歯の生える時期が女性の方が早く、それだけむし歯菌の脅威にさらされる期間が長いこと。歯の表面の硬さが男性に比べて弱いこと。そして男性よりも砂糖を含む甘いものを好む傾向がある。などが原因のようです。

痛〜い！　知覚過敏の治し方

むし歯菌が原因で、歯に穴が開き、歯の中の神経が過敏になり痛みを生じることを「むし歯」と呼称することを述べてきました。

むし歯で歯に穴が開いているわけではないのに、ピカピカの健康な歯なのに、歯ブラシの毛先が歯に触れるだけで、また、冷たい飲食物、甘いもの、を摂取した時、口を開けて風にあたった時、瞬間的に痛みを感じる場合があります。この症状を、「知覚過敏」と言います。

知覚過敏は何故起きてしまうのでしょうか？　まず、生理的な現象として、加齢と共に歯肉が下がることが挙げられます。

歯肉が下がると、それに覆われていた歯の部分が露出してしまいます。その、歯と歯肉の境目部分は、エナメル質（人体の中で一番硬い物質）に覆われておらず、セメント質というものでできております。

このセメント質は、エナメル質とは比較にならないほど軟らかくて、外界の刺激を歯の内側に伝えてしまいます。それにより中にある神経が過敏になり痛みを生じてしまうのです。

生理的な現象ではなく、後ほど詳しく述べますが、歯肉炎や歯周炎で歯肉が下がると、同様に痛みが生じます。

そして、知覚過敏の一番の原因に挙げたいのですが、「歯の横みがき」です。

歯の付け根部分を、必要以上に強い力で、横向きにした歯ブラシでゴシゴシ磨いてしまうことを言います。

歯と歯肉の境目は硬さ的に弱いことは述べました。慢性的に、ゴシゴシ歯ブラシでこすり続けると、その部分がくさび状に削れてきて、痛みが生じてしまいます。

この、歯の横みがき、歯の丈夫な人ほど無意識にしてしまう傾向があります。硬い毛の歯ブラシを使用されていることが多いです。硬い毛の歯ブラシでないと磨いた気がしないようなのです。

歯や歯肉の汚れを取るという本来の目的から逸脱し、腕の運動と化してしまっているのです。

この歯の横みがき、直していただくのが本当に難しい悪習癖なのですよ。心当たりのある方、今からすぐに止めてくださいね。

知覚過敏で済むならまだしも、ひどい人になると、削れるどころか、歯が根元から折れてしまうケースもあります。

また、電動歯ブラシ、音波歯ブラシの誤った使用でも知覚過敏は生じてしまいます。歯にあてておくだけで良いのに、さらに、自分で力を加えてしまうため、歯を削ってしまうことになるのです。動いているエスカレーターの上を歩いたり走ったりしているようなものですね。

むし歯で歯に穴が開いていないにもかかわらず、飲み物がしみる、歯みがきする度に、ピリピリっと歯が痛む、そんな症状が続くようでしたら、まず、知覚過敏を疑って間違いはないでしょう。

知覚過敏になってしまったら、市販の知覚過敏専用歯みがき粉に替えるのも一つの方法です。この歯みがき粉は、歯の最表層のエナメル質を傷つけないよう、含有歯磨剤量を最小限にとどめているのが特徴です。また、最近では、乳酸アルミニウム配合により、歯の中の神経に伝わる刺激をブロックする作用を有するものも出ております。

ご自身の対処法で痛みがとれない場合、歯科医院に行かれてください。知覚過敏に対処する薬を歯に塗る治療、レーザーを歯にあてる治療、などがあります。いずれも、原理は同じでして、外界からの刺激をブロックすることで、歯の中の神経に痛みを伝えないようにします。

本当に知りたい！　歯周病の原因

歯周病！　読んで字のごとく、歯の周りに起こる病気です。

歯を取り囲んでいる組織に、歯肉と骨、がありますが、炎症が歯肉だけに生じている場合、歯肉炎と言います。炎症がさらに進んで、骨にまで及び、骨が溶け出している状態を歯周炎と言います。

歯周病とは、ズバリ、この歯肉炎、歯周炎の二つの総称です。

通常、歯が揺れずに立って並んでいられるのは、周囲を硬い骨で囲まれているからなのです。歯肉炎の段階で歯が揺れ出すことはありませんが、歯周炎もかなり進んだ状態にな

ります と、歯の周囲の骨が溶け出し、歯がグラグラと揺れ出します。

おがくずや砂場の中に、家の柱が立っている状況をイメージいただけるとわかります。むし歯でないピカピカの健康な歯が、グラグラ揺れだし、究極には抜けてしまう。歯周病の恐ろしさはそこにあるわけです。

では、歯周病は何故起こるのでしょうか？ 遺伝的背景、生来の骨の質など要因はいくつかありますが、歯周病の主要原因は、歯周病菌に感染することです。

歯周病に関与する細菌は、お口の中に100種類以上いると言われております。その中でも、直接、強く歯周病に関係している細菌は、5種類というのが定説です。

むし歯菌は酸素が好きな好気性菌という説明をしましたが、歯周病菌は、真逆で酸素が嫌いな嫌気性菌に属します。その性質上、酸素の行き届かないポケットと呼ばれる歯と歯茎の隙間に、やつらだけのネットワークを勝手につくって住み着いております。

これをバイオフィルムと言いますが、そこから出される毒性物質により、歯の周りの組織が破壊されて、歯が揺れ出すのです。むし歯のところでお話しした歯垢（プラーク）も、バイオフィルムの一種です。

このバイオフィルムですが、日常の身近な場所でも見ることができます。ズバリ、キッチンの三角コーナーに付着しているヌメッとしたものですよ。

次に、大事なことですが、歯垢をずっと放置しておくと、唾液中のカルシウムなどがそこに入り込んで、硬〜い石になってしまいます。

耳にしたことがあるかと思いますが、それを歯石といいます。この歯石が、歯周病の大きな原因になってしまいます。

歯石は歯周病菌のかたまりでもありますし、それ自体が歯に付着しているだけで、歯の周りの組織に炎症が起こります。この炎症を抑えようとして、自分自身の防御反応、免疫反応が起き、いろいろな物質が出されます。

この物質が、余計なお世話と申しましょうか、都合が悪いことに、自分自身の組織を破壊したり、破壊を助長したりしてしまうのです。歯周病が治りづらい、治しづらい背景には、こんな生体での反応もあるのです。

先ほど、むし歯菌は人から人へ、唾液感染でうつることはないと申し上げました。一方、歯周病菌はこれも真逆で、唾液感染により、人から人へとうつってしまいます。

非常に話しづらいことですが、唾液の交換が著しいケース、そう水を向けるとお察しいただけると思いますが、特に夫婦間の夜の営みで、歯周病菌は移しっこされる可能性が高いのです。

ですから、ご自身が歯科医院で歯周病と診断された場合、念のため、配偶者やパートナーも、歯周病の検査を受けられるのがよろしいでしょう。

どちらから、どちらに移ったのか、移されたのか、の話になると、夫婦関係の火種になりますので、その話はこのあたりでお開きとさせていただきます。あしからず。

歯周病と全身疾患との関係がすごい!!

歯周病と言うと、口の中だけの小さな病気と思われがちですが、驚くなかれ、最近、歯周病と全身の主要な疾患との間に深い関係があることがわかってきたのです。

昔から、歯周病が他の病気と関連性があることは経験則で知られておりました。糖尿病やリウマチになると、細菌に対する免疫力が低下するために、歯周病が悪化するというのは、まさにその代表的な例です。つまり、あくまでも全身的な病気がまず生じて、その後に歯周病になる、悪化する、というのがストーリーでした。

それが、多くの研究から、歯周病にかかると、その後に全身疾患にかかりやすくなる、もしくはかかってしまう、ということが判明したのです。やや誇張して申し上げますと、歯周病は命に関わる病気だったのです。

ここで、歯周病と関係のある全身疾患について、いくつか挙げてみることにします。最初に、ある程度、世間に浸透した感がありますが、歯周病と糖尿病との関係です。ズバリ、歯周病を放置しておくと、糖尿病が発症しやすくなる、ないし糖尿病が悪化しやすくなってしまいます。

これは、歯周病により産生される炎症性サイトカイン（サイトカインは細胞同士の情報をやり取りする信号のようなもの）が、血糖値を下げる働きのインシュリン受容体を攻撃して、血糖値を下げにくくしてしまうことに原因があると言われております。

歯周病と心臓病との間にも密接な関係があることがわかっております。

歯周病菌は、歯肉から血管をとおって、心臓にも移動し、血管壁に炎症を起こします。すると、炎症部分が動脈硬化を起こし、狭心症や心筋梗塞の引き金になるのです。実際、動脈硬化の部分からは数多くの歯周病菌が発見されております。

同様の現象が脳血管でも起こりますから、歯周病になると脳梗塞等の、脳血管障害を引き起こしやすくなります。

歯周病と呼吸器の病気との関係も盛んに取りざたされております。歯周病菌を含んだ唾液が、気管支から肺に入り込むと、肺炎を起こすことがあり、特に高齢者の場合、唾液の誤嚥《ごえん》（飲みこんだものが食道ではなく気管に入ってしまうこと）をしやすいため、細心の注意が必要です。

最新のトピックスとして、歯周病菌がアルツハイマー病を悪化させる一要因になることが報告されております。アルツハイマー病は、アミロイドβという特殊なタンパク質が、脳内に蓄積することで、正常な神経細胞が機能しなくなり生じる疾患です。歯周病菌は、このアミロイドβの産生を促進してしまう働きがあることが明らかになっております。

また、歯周病は早産や低体重児出産にも関係しております。歯周病菌により産生されるサイトカインが、子宮の収縮などに影響を与えるためと考えられております。

最後に、この本の「はじめに」に登場いただいた男性患者さんにも伝えていますが、歯周病に罹患《りかん》されている男性は、ＥＤ（勃起不全）となる確率が高まるようです。

むし歯と歯周病のよもやま話

小難しい話を続けてしまいましたので、ここでしばし、箸休めをすることにします。

「８０２０運動」、80歳になっても20本以上自分の歯を持とう、全国民にすっかり定着した言葉だと思います。個人個人の、歯の健康に対する意識は、昔とは比較にならないほど高くなっており、非常に喜ばしいことです。

今、昔と書きましたが、それよりかなり昔の話をさせてください。黒船に乗ってやってきて、日本を開国させたのはかの有名なペリーです。彼は、当時の日本の既婚女性にみられる歯を黒く染める「お歯黒」という習慣に嫌悪感を抱いておりました。紅で唇を塗った赤と、お歯黒の黒の対照性をグロテスクに感じ、忌み嫌っていたとされております。

けれどもお歯黒って、むし歯予防、むし歯にかかっても進行させない、など口腔《こうくう》衛生面で一役買っていたのですよ。中に含まれるタンニンの作用だと言われております。

むし歯の予防とくれば、「歯と口の健康週間」（6月4〜10日）、ではありませんか？　この前身となる「虫歯予防デー」の制定は1928年と意外に古く、口腔衛生に対する我が国の意識の高さに驚かされます。

もう一つ、「いい歯の日」（11月8日）というのがありますが、こちらの方は、1993年と、制定されてからあまり年月が経ってはおりません。

最後に、「むし歯のひどい人は、歯周病になりにくい。歯周病にかかっている人はむし歯になりにくい」という眉唾物の話を耳にされたことがあるかもしれません。

実際は、もちろん100%正しいとは言えませんが、否定することもできないのです。前述したように、むし歯は虫歯菌が原因で、歯周病は歯周病菌が原因で起こります。両者は口の中で、一方が増えると片方は減る、といったシーソーゲームのような勢力地図を描いております。それに照らし合わせると、あながち単なる都市伝説として片づけてしまうこともできないのです。

本当に知りたい！　むし歯と歯周病の予防法

ベタ中のベタですが、やはり歯みがきと、うがいをしっかりすることがむし歯予防の第一です。食べかすから作られてしまう歯垢が、むし歯菌のかたまりであることは前にも述べましたね。ですから、食べかすを歯や歯肉に残さないようにすることです。

ところで、意外な話をさせてください。歯垢ができるのには、むし歯菌自体も関与しているのですが、その際、むし歯菌は酵素を出します。その酵素を利用して、ナイロンよりも強い樹脂の開発に、東京農工大学が成功したようです。むし歯菌、百害あって一利あり、かな!?

むし歯予防で有名なものに、キシリトールがあります。市場に出回っているキシリトール含有のガムは、多くのものが、60％以下の含有量です。これはキシリトールのコストが高いことに起因しております。残りの％にショ糖が入っているガムもありますのでご注意くださいませ。

歯周病を引き起こす大きな原因が、歯石であることは前に述べました。歯石は、歯垢からできることもお話ししました。ですから、歯周病を防ぐには、むし歯と同様、きちんと歯みがき、うがいをすることが何にもまして大切です。

しかしながら、一生懸命に歯みがきをしても、どうしても、歯石は歯の周りについてしまいます。ですから、半年に一度、歯科医院に行き、歯石を取ってもらうこと（除石）を勧めます。

ところで、世界で初めて除石をした人物をご存じでしょうか？　アブルガルジスというアラビア医学を代表する人です。知っている人はまずいないと思いますし、覚える必要もありませんね。失礼しました。

紅茶・緑茶は、歯周病ならびにむし歯の予防に一役買ってくれる飲み物です。紅茶・緑茶に含まれるカテキンやタンニンといった、抗酸化物質が、歯周病菌、むし歯菌の繁殖を抑制してくれるからですよ。

あと、コーヒーにも歯周病を予防する効果があると言われております。歯周病の原因の一つに、先ほど述べませんでしたが、活性酸素が挙げられます。反応性の高い酸素分子のことで、過剰につくられると、生体の組織を攻撃してしまいます。

この活性酸素が歯肉の中で増えると歯肉の組織を破壊してしまうのですが、コーヒーには、活性酸素を抑える働きがあるのです。

ただし、コーヒーが口臭の原因になることは、第1章で書きましたね。そこは臨機応変にお願いします。

最後に、ロイテリ菌という乳酸菌がむし歯菌と歯周病菌を退治してくれることがわかっております。ですから、市販されているロイテリ菌入りのヨーグルトもお勧めです。

厳密に申しますと、乳酸菌はそのほとんどが胃酸で死んでしまいますので、ヨーグルトを食べるというよりは、お口にしばらく含んでおく、のがベストです。味云々は、その際、考えないでくださいね。

本当に知りたい！　むし歯と歯周病の治療法

冒頭のひとり言、むし歯のワクチンをつくったら、むし歯に関してのほとんどの問題が解決できそうですよね。

そのとおりです。今日まで、むし歯のワクチンづくりに多くの研究者が尽力してこられました。しかし、決定的な結果には至っていないというのが現状です。

現実に戻りまして、不幸にも、むし歯で歯に穴が開いてしまったら、広く、大きくならないうちに、歯科医院に行き、詰め物をしてもらってください。非常に基本的なことですが、それで痛みが出なければ終わりです。

むし歯の穴もやや大きくなり、「歯を削られるのが怖い」という方には、知覚過敏のところでも触れましたが、レーザー治療があります。

むし歯の部分をレーザー照射するので、痛みはほとんどありません。歯を削られる時の、あの「キーン」という嫌な音とも無縁ですが、時間がかかります。そこだけ心してくださいね。

次に、3Mix－MP法という治療法をお教えします。むし歯の穴に、抗菌剤を塗布して、無菌状態にし、その部分の組織修復をするのが狙いの方法です。こちらも、ほとんど歯を削ることはありませんし、今まででしたら、神経を取らざるを得ないレベルのむし歯でも、痛みが除去され、神経を取らずに済みます。

実は、そこがこの方法の最大のメリットです。

後は、3DS法と言いまして、マウスピースにむし歯対策用（歯周病対策用もあります）の抗菌剤を塗り、それを歯にはめ込むことで、むし歯菌を退治する方法です。この方法は、むし歯予防の範疇《はんちゅう》に入ります。

今のところ、永久的な効果は期待できず、効果は、約4か月のようです。

今、述べてきたそれぞれの方法は、むし歯で歯に穴が開いても、それ以上ひどくさせず、神経を取るに至らせないための治療です。神経を取ると、どうしても歯は脆《もろ》くなります。最後の最後まで、歯の神経を保護する、歯科医師にとっての職務は、これが最大と言っても過言ではないくらいに大切なことです。

歯周病の治療の第一は、予防でも書きましたが、スケーリング（除石）です。歯石という歯周病を起こす最大の悪玉を取り除くことです。歯周病治療は、スケーリングに始まり、スケーリングで終わる、と言っても過言ではありません。

歯周病は歯周病菌によって起きると申しました。ですから、抗生物質でその菌を殺してしまえば良いではないか？　正解です。

アジスロマイシンという抗生剤が、歯周病菌の撲滅、歯周病の克服にかなりの効力を発揮してくれます。

また、むし歯治療でも登場しましたが、レーザー照射治療があります。歯周ポケット内にレーザーをあてることで、歯周病菌を殺したり、それらが出す毒素を無毒化したりすることを目的にしています。

GTR法とエムドゲイン法をお教えしましょう。特殊な人工の膜やタンパク質を歯の周囲に置いたり、塗ったりすることで、骨を中心に歯の周りの組織を再生させ土台固めをする方法です。

最後にサイトカイン療法についてですが、前に述べましたサイトカインという、細胞同士のやり取りをになう信号のような役目の物質を、歯の周囲に投与することで、歯の周りの組織を再生させる方法です。

まとめ

○むし歯、歯周病、ともに予防が第一。

○むし歯、歯周病に罹患してしまったら、早期治療が望ましい。

○歯周病と主要な全身疾患とは、明らかに関連性がある。

○むし歯、歯周病、ともにさまざまな治療法があるので、自分にあった治療を選択できる。

第4章
本当に知りたい！　噛む力

です。

噛む！ 噛む！ 噛む！

「あなたが噛《か》んだ小指が痛い」という歌詞の昭和歌謡がありますが、噛む、と聞いて男女の仲を連想される方は、きっと非常に豊かな感性をお持ちでしょうね。うらやましい限りです。

普通の人は、噛む、と聞くと、食べることを連想します。専門用語で、噛むことを、咀《そ》嚼《しゃく》すると言いますが、健康的で文化的な生活を営んでいく上で、咀嚼をきちんとすることが、いかに大切であるか、近年、ますます脚光を浴びております。

咀嚼。当たり前で単純な動作と思われるでしょうが、驚くなかれ、生命の維持を支えているのです。

今、単純な動作と書きましたが、とんでもないことでして、噛むという作業は、脳からの指令により、複数の器官を巧みに組み合わせ、複雑に動かして成しえる、高度な技術でもあるのです。

裏を返せば、噛むという動作は単純ではありませんから、うまく咀嚼ができない、という症状が出てきますと、認知症など脳の疾患を疑うこともできるのです。

ところで、平均寿命が日本は世界一であることは周知の事実です。しかしながら、健康寿命が他の国に比較して、とても短いことは意外と知られておりません。

この健康寿命というのは、健康上の支障なく、日常生活を送れる期間のことを言います。言い換えますと、平均寿命から健康寿命を引いた年数が、寝たきりの状態、また介護が必要な期間でもあるわけです。

これから述べてゆきますが、自分の歯でしっかりと咀嚼することで、健康寿命が延びる、つまり、介護の期間を非常に短くできることが、さまざまな研究からわかってきているのです。

また、噛むことは脳を鍛えることに直結しますので、きちんと咀嚼することで、いつまでも若々しい、フレキシブルな脳に保つことができます。最初に述べましたように、「健康的で文化的な生活」を、死ぬまで送れることができるのです。

この章では、噛むことがいかに生命の維持に影響を与えているか、という事実を、簡単に、わかりやすく説明させていただきます。

咀嚼を知る上で、顎を動かすための筋肉などを覚えなければならないのですが、そこから始めると、解剖学の勉強で終わってしまい、「噛む威力」という本丸にたどり着けません。ですから、それらの詳述は控えさせていただきますね。

口から脳への情報伝達！

噛んで、美味しく食べるためには、口腔《こうくう》内や、口腔周囲に生じる感覚情報が、脳内に正しく伝達され、その情報を基に、脳が口腔周囲の筋肉に、運動命令を正しく伝達する神経機構が必要であります。

先ほども述べましたが、そんなに単純な機序、動作ではないのですよ。ここで、最小限の知識として、歯で噛んだ刺激が、口からどのようにして脳に伝わるか、という簡単なプロセスを書きますね。

まず、歯は、歯の根の部分（歯根）が、顎の骨の中にしっかりと埋まり、植立しているのはイメージできると思います。

実は、歯根と骨の間には、わずかな隙間がありまして、歯根膜という繊維によって、歯はハンモックのようにつり下げられている状態にあるのです。この歯根膜には、靭帯《じんたい》として、歯と周囲の骨とを繋げている役割の他、重要なことですが、センターの役割をもつ受容体が存在しており、神経と繋がっているのです。

髪の毛などの非常に小さい異物を噛んだ時でも、このセンサーが敏感に働いて、「何か変なものを噛んだぞ」という情報を、神経を介して脳に伝えております。

驚くなかれ、歯根膜は身体の中で、最も敏感なセンサーと言われております。どのくらい敏感かと言うと、指先の何倍もの感度があるとされておりますよ。ちなみに、硬いものを噛んだ後などに、歯の浮いた感じがすることがありますね。歯根膜が過敏になり、さらに炎症を生じている場合、そのような状態になります。

その歯根膜が卵のからなどの異物を感知し、神経を介してその情報が脳に伝わり、咀嚼筋（噛むのに使用する筋肉）や上肢の骨格筋（骨を動かす筋肉）に対して、「噛むのを止めて、手や舌を使って、それを取り出しなさい」という指令を出します。

逆に、吐き出さずに飲み込む時にも、脳は指令を出し続けます。つまり、脳は、咀嚼している限り、休みなくずっと活動しているのです。

ここで重要なことを書きますね。この歯根膜ですが、歯が抜けると当然一緒に無くなります。つまり、歯が抜けると、歯根膜のセンサーから脳に向かう神経繊維は速やかに消失することを意味します。

歯は親知らずを含めると全部で28本ありますから、1本抜けると歯から脳への情報入力は28分の1減少します。2本抜けますと14分の1減ることになりますね。歯が1本もない人は、人体で最も敏感なセンサーである歯根膜から、脳への情報が0になります。

脳の細胞は、活発に働いている間は、その機能をある程度維持することができると言われております。しかしながら、咀嚼することで衰えずに維持されていた脳の機能が、情報入力の減少で、低下する可能性もあるわけです。

情報とか入力とか、ややこしいことを述べてきましたが、まとめますと、咀嚼は単に、口腔内での消化活動を行うにとどまらず、脳を活性化させているのです。

その範囲は広範囲に及ぶことがわかっております。活性化される領域を考えると、学習・記憶・情動・免疫・運動・意欲といった高度な脳活動の一端を担っているわけでもあるのです。

ガムは本当に、お口の恋人だった！

噛む、という作業がいかに大切なことであるか、少々、理屈っぽく述べてきました。ところで、噛むことを日常的に習慣にできる動作があります。

ネタバレしていますが、ガムを噛むことです。特に、ご年配の方がガムに抱くイメージは、正直あまり良いものではありません。食事以外の時間に、クチャクチャ口を動かすことは礼儀作法がなっていない、と嫌悪感を抱かれているようです。

ところがどっこい、ガムほど脳の働きに一役買っているスーパースターはないのです。大リーガーをはじめとするスポーツ選手が常にガムを噛んでいるのを見てもわかるように、ガムを噛むことで、運動パフォーマンスが向上することは明らかになっております。「ガムを1か月間噛んだ結果、非利き手によるダーツの成績が著しく上昇した」という臨床研究報告もあります。さらに、労働後の疲労を、ガムを噛むことで軽減できることも、実験結果から明らかにされております。

このように、運動・労働といった身体を動かすことへの影響もさることながら、記憶や学習能力といった知能への関与も強く示唆されております。これは、噛むという動作が、脳の中でも特に、学習・記憶と深く関わっている、前頭前野や、海馬という部分を活性化させるからなのです。

さらには、ガムを噛むことでストレスを緩和できることもわかっております。ストレスがたまってくると、幸せホルモンと呼ばれるセロトニンの分泌が抑えられていきます。よく噛むことで、セロトニンの分泌が促進されることがわかっておりますので、ストレスを打ち負かしてくれるのです。

セロトニンが枯渇していくと、うつ病発症の危険もありますので、ガムを噛むことは、うつ病の予防にもなるわけです。

事実、ガムを噛んでいると、リラックス状態でより大きく現れるα波という脳波の増大が顕著に認められるようです。

さて、前の章でむし歯予防のキシリトール入りガムの話をしました。市場に出回っているキシリトール配合ガムの多くが、含有量60%以下であることを述べました。残りの%にショ糖が入っているガムがあることも書きました。

ガムを噛む際、味が無くなったらすぐ「ポイ」、次のガムを噛み始める、という噛み方は控えましょう。そんな噛み方では、場合によっては歯の表面にショ糖が付きっぱなしの状態が続いてしまいます。当然、むし歯になりやすいですよね。

ですから、ガムを噛む時は、味が無くなってもしばらくは噛み続けてください。味の無くなったガムを噛み続けることで、歯、お口の掃除ができます。ガムの本領発揮は、味が無くなってからなのですから。

さらに、第5章で述べますが、ガムを噛み続けることで、唾液の分泌も促進されますから、健康にいいことずくめの状態が出来上がるのです。

ガムの話を長々としてきましたが、最後に、ガムを噛む理想的な時間帯について述べさせてください。1日に3、4回、食事と食事の間に10分から20分、噛み続けるのが良いとされております。

お茶漬けにはご注意ください!?

現代、日本人の顔は、従来の丸顔、角ばった顔、から欧米型のシャープな面長顔に変化しております。食生活が、その主要原因だと言われております。

レンコンやゴボウなど、歯ごたえのある硬い食物を避けて、ハンバーグなどの軟らかい食事がメインとなり、効率よい咀嚼が発揮できず、顎が退化しているからだと言われております。

ちなみに、世界一硬い食材をご存じでしょうか？　かつお節だそうです。

ここで、顔貌についての、面白い例を挙げてみます。歴代徳川将軍の肖像画、初代の家康公は角ばったごっつい顔をしておりますが、代を重ねるごとに、面長なスマート顔になってゆきます。江戸幕府における、将軍様の食生活の変化を推し量ることができるのです。

顔で思い出しました。日本にある仏像、顔立ちを観察すると、みな美男子です。これ、ヘレニズム文化と言いまして、ギリシャの顔が混じっているからなのです。

本題に入ります。さっぱりとして食べやすく、日本人の食卓に欠かせないお茶漬け。しかし、悲しいかな、あまり噛まずに食道に流し込んでしまう、前述したように、噛む力によって得られるさまざまな長所を発揮できない、噛むという見地に立つと、非常に劣等生的な食事です。

また、お茶漬けを食べる際には、どうしてもお茶碗《ちゃわん》を顔に近づけて、かきこむ姿勢になりますので、当然、猫背になります。

猫背で食べるということはお行儀も悪いのですが、胃を圧迫するため、胃液が逆流しやすく、消化にも良くありませんよ。

当然、早食いになりますから、消化もうまくできず、さらには肥満の原因にもなってしまいます。

ここで、早食いと肥満の関係について述べてみましょう。早食いが肥満に繋がるのは、脳の満腹中枢が、咀嚼と大いに関係しているからです。

よく噛むと、その刺激が脳に伝わり、ヒスタミンや、コレシストキニンという物質が放出されます。このヒスタミン、花粉症の原因になることでも有名ですが、食欲を抑制して満腹感をもたらしてくれるのです。

早食いで、よく噛まずに、どんどん食べ物を食道に流し込んでいると、当然、脳が満腹感を得られませんから、ついつい、食べ過ぎに繋がってしまい、肥満に直結するのです。

すみません。書きながら、わが身を振り返り、肩身の狭い思いをしております。

また、コレシストキニンという物質は、ストレスによる不安や恐怖などを減少する働きがあることがわかっております。ですから、逆によく噛むことで、ストレス解消にも繋がるわけですね。

ちなみに、お茶漬け同様、卵かけご飯も類似した食べ方をせざるを得ませんので、噛むという側面で言うなら劣等生的な食事法です。

この卵かけご飯ですが、卵を生で食べる習慣のない国の方にとっては、とんでもないゲテモノ食にうつるようですよ。

以上、まとめますと、お茶漬けは基本、消化に悪い食事であることを認識された上で、よく噛んで食べてください。

その際、猫背にならないよう留意し、背筋をピンと伸ばしてください。お茶漬けの中に、たくわんの刻みや、ちりめんじゃこのような歯ごたえのある食材を入れることにより、噛むという作業を補てんすることができます。

これまでに、何度となく噛むという言葉を使用してきました。ちなみに、噛む力ですが、成人男性でおおよそ60kg、女性で40kg、ほどと言われております。ご自分の体重ぐらいの力が出ますよ。

噛むことは、最高の美容・アンチエイジング法！

先ほど、よく噛むと脳からヒスタミンという物質が放出され、食欲を抑制してくれることを話しました。また、よく噛むことで、グレリンという摂食を刺激するホルモンの分泌を抑制できることがわかっております。

もうおわかりですね。よく噛むことはダイエット効果も生み出してくれるのです。

ダイエットで思い出しました。オーストリア・ハプスブルク家最後の皇后、エリザベート。ヨーロッパで当代随一の美貌と称された女性です。彼女、身長172cm、体重50kg、ウエスト50cmという超人的な体型を維持するため、終生過酷なダイエットに心血を注いでおりました。ダイエットは、世の女性にとって永遠のテーマですね。

ここで、生体内で起きる酸化と糖化についてお話します。

酸化とは、金属ならさびることで、リンゴを切った時に切り口から茶色に変色する現象も酸化です。

人は生きてゆくために呼吸をし、エネルギーを作りますが、その副産物としてできる活性酸素が、体内で増えすぎると酸化が起こります。老化や、生活習慣病、がんなどの疾病リスクが高まるためよろしくない状態であります。

抗酸化という言葉を耳にされたことがあるかと思いますが、酸化に抵抗する、つまり酸化を食い止めることです。この抗酸化は非常に重要な作用です。

次に糖化ですが、タンパク質が焦げる状態のことを言います。パンケーキを焼いた際に焼き目がつくのもそれですよ。

体内においては、古くなったコラーゲンなどが劣化し、過剰な糖分と一緒に老化物質になることを言います。

糖化により、酸化同様、老化や疾病のリスクが高まります。

糖化を引き起こす主要原因に、血糖値の上昇が挙げられます。抗酸化と同様、糖化に抵抗することを、抗糖化と言いまして、これも非常に大事なことです。

次の第5章で詳しく述べますが、よく噛むと、唾液の分泌が促進されます。驚くなかれ、唾液の中にはカタラーゼ、ペルオキシダーゼといった、活性酸素を打ち負かしてくれる酵素が含まれており、結果、よく噛むことで抗酸化作用を得ることができるのです。

また、よく噛むことで、前述したように満腹感を得ることができますので、血糖値の上昇を抑えられ、結果、抗糖化に結び付くのです。

次に、サーチュイン遺伝子についてお話しします。

「若返り遺伝子」とか「長寿遺伝子」とも言われております。ズバリ、活性酸素を除去し、我々の身体を若返らせ、健康寿命を延ばしてくれる遺伝子です。

ありがたいことに誰しもが持っております。しかしながら、この遺伝子はいつでも働いてくれるわけではないのですよ。

活性化の条件は、なんと「空腹」なのです。腹七分目とか、腹八分目と言いますが、まさに、よく噛むことで食事の量を制限し、満腹感を得られますから、サーチュイン遺伝子にご活躍いただけるわけです。

理想と現実との乖離とでも申しましょうか。悲しいかな、腹八分目では我慢できない自分がここにいます。

成長ホルモンの一つに、パロチンという物質があります。このパロチン、若々しさを保つために重要な役割を果たしているのですが、唯一、耳下腺という唾液腺から分泌される唾液の中にのみ、存在します。

もう、お察しいただけましたね。よく噛むことで、耳下腺からの唾液の分泌を促進できますから、パロチンが大いに暴れてくれるわけです。

さらに続けます。よく噛むことで、セロトニンというホルモンの分泌が盛んになります。このセロトニンが材料となって、心地よい睡眠の手助けをしてくれるメラトニンがたくさん作られます。

ですから、よく噛めば、ぐっすりと眠れますので、美容に抜群の効果を期待できるのです。

また、セロトニンは、幸せホルモンとも呼ばれておりますので、食べ物をよく噛み、楽しく食事をすることは、精神的な安堵《あんど》感をもたらし、ストレスの解消にも繋がるのです。

さらに、よく噛むことで、口の両側にある笑筋と、口の周りを取り囲んでいる口輪筋という筋肉が鍛えられ、首の浅部・深部の筋肉運動にもなります。

よって、噛むことで、顔のたるみが改善され、引き締まった小顔、美しい顔、表情の豊かな顔立ちが自然と出来上がるのです。

ちなみに、カラオケで歌うことも、口を動かすことで表情筋が鍛えられますので、しわができにくい、美しい顔をつくることに大いに貢献できます。

大きく口を開けて酸素をいっぱい入れることで、血行も良くなりますし、歌うこと自体が脳への良い刺激になります。ストレス解消にもなりますし、美容効果、健康維持のためにも、ガンガン歌ってください。

最後に、美しい顔、表情の豊かな顔をつくるための、顔面体操をお教えしますね。
①思いっきり口を開ける
②頬《ほほ》を上げ、しっかり目を閉じる
③口をふくらまし、アップップーで左右に口を動かす
語気を強めて言いますよ。よく噛むことは、何にも代えがたい美容法なのです。

噛むことが、超高齢社会を救う!


以前は、ぼけ、痴ほう、などと呼ばれていた、「認知症」。現在は、家族・地域が一体となって患者のケアをし、この病気と向かい合っていることは非常に喜ばしいことです。

認知症を扱った映画やドラマは枚挙にいとまがなく、関心の高さをうかがい知ることができます。

日本の認知症患者は年々増え続けて、今では、85歳を超えると2人に1人が認知症を発症すると言われております。ゆえに、裏を返せば、社会問題として、国民が総力戦で取り組まざるを得ないところまできてしまったのです。

人間は、噛むことにより脳を刺激し、その刺激により記憶力や思考力を活性化させ、脳の働きをよくできることを繰り返し述べてきました。

逆に、噛む力が弱くなったり、歯の本数が少なくなったりすると、当然、脳への刺激は弱まりますので、認知症を発症しやすくなると言われております。

事実、高齢者を数年にわたって追跡調査した結果、歯を失い入れ歯も使用していない場合、歯が20本以上残っている人と比較して、認知症の発症リスクが最大で1・9倍になることが明らかになっております。

我が国の80歳平均の歯の残存数は8本で、先進国の中で最も低く、これが認知症の発症の多さと関係していると言われております。

脳の中に、前頭連合野という部位があります。理性にしたがい情報を整理・統合し、意思決定をくだす司令塔のような役割を担っております。重要なことですが、認知症との関わりが非常に深いことがわかっております。

咀嚼が、この前頭連合野を活性させることはわかっておりますので、よく噛むことで、認知症の予防・改善することが期待できるのです。

さて、介護が必要になる原因ですが、1位が脳卒中、2位が認知症、3位が身体衰弱、そして4位が骨折・転倒、となっております。

4位の転倒ですが、75歳を過ぎると急激に増えまして、その原因に、歩行やバランスの障害、筋力の低下が挙げられます。また、自分の歯が19本以下で欠損部を義歯などで補っていない人は、20本以上存在する人に比べ、転倒リスクが2・5倍も増えることがわかっております。

噛むことは、全身のバランスとも関連しており、よく噛めなくなると脳への刺激はさることながら、全身のバランスもうまく保てなくなってしまうようです。

ですから、きちんと噛むことで、全身のバランス力を向上させ、脳を活性化することで注意力を増し、転倒リスクを回避できるのです。

最後に、誤嚥《ごえん》性肺炎と噛むことの関係について述べさせてください。

食べ物が食道ではなく気管に入ってしまった場合、通常はむせて気管から排出する反射が働きます。しかし、この反射機能が鈍ってしまうと、気管に入り込んでしまった食べ物を排出できず、細菌感染などから、結果として肺炎を起こすことがあります。

このように、食べ物や唾液などが、気管に入ってしまうことを誤嚥《ごえん》と言い、誤嚥が原因で起こる肺炎を誤嚥性肺炎と言います。後期高齢者の肺炎の大半が、この誤嚥性肺炎だと言われております。

噛む機能が衰えると、当然、飲み込む力も弱くなりますから、誤嚥を起こしやすくなります。さらに、噛めないと、第5章で述べますが、唾液の分泌が滞り、結果、細菌の繁殖を促してしまうことになるのです。

ですから、噛む力が衰えると、誤嚥性肺炎を起こしやすくなるのは、自明の理なのです。自力で食事をとれる、健康な状態のうちに、よく噛んで食べる、意識して噛んで食べる、習慣をつけることが何にもまして大事です。

「補綴治療」って!?

本章では、よく噛むことが、いかに、健康で文化的な生活を送る上で大切かを強調してきました。

くり返しますが、よく噛むことが、明らかに健康寿命を延ばすことも述べました。

自分の自然な歯で、よく噛んで、美味しく食事をとれるにまさる喜びはありません。しかし、むし歯や歯周病が、重度に進行してしまい、残念ながら、抜歯が避けられなくなることはあります。

歯を抜いた場合、抜きっぱなしにしておくと、食べ物が噛みづらいだけでなく、そのスペースを埋めるように両サイドの歯が寄ってくるので、噛み合わせが悪くなります。当然、噛む力が弱くなりますから、今まで述べてきたような全身疾患を招くリスクが高まります。

噛む能力を回復するために、失った歯を補う治療が絶対に必要なのです。この治療を補《ほ》綴《てつ》と言います。古めかしい日本語ですが、現在、補綴という言葉を使用しているのは、歯科と、歌舞伎や文楽といった古典芸能だけのようです。

補綴治療は主に、①ブリッジ　②入れ歯　③インプラントの三つです。

最初にブリッジについてお話しします。ブリッジ、読んで字のごとく、橋のことです。欠損部の両サイドの歯を橋げた（支台歯と言います）にし、欠損部に人工歯を入れて、組み込む、ないし、かぶせて補います。

噛んだ感覚が、歯を失う前とほぼ同じです。固定してしまうので、取り外しのわずらわしさがなく、何よりも違和感がありません。

欠点は、橋げたにするため、両サイドの歯を削らなければならないことです。また、橋げたとなる両サイドの歯に、負担がかかりますので、清掃状態が悪かったり、歯周病にかかっていたりすると、橋げたも共倒れになり、ブリッジ崩壊に繋がってしまいます。

次に、入れ歯についてお話しいたします。入れ歯は作成するにあたって、ブリッジと異なり、健全な歯を削らなくて済みます（ただし、バネのストッパー部分をわずかに削ることはあります）。

また、残っている歯への負担は、ほとんどないと言っても過言ではありません。そこがブリッジと比べての長所になります。

欠点を申し上げますと、個人差がありますが、一般的に違和感があります。取り外しをして、食べかすなどを取り払わなければいけない、というわずらわしさが付随します。

そして、いくら強く噛んでも、自分の歯で噛むような満足感が得られない、というのが大方の意見です。実際、入れ歯の場合、自分の歯で噛んだ時の30％ほどの力しか出せないと言われております。

後、入れ歯を支える銀色のバネが見えるというデメリットがあります。（保険の入れ歯の場合です。保険外の入れ歯でバネの見えないものはあります）正直なところ、他人は、入れ歯のバネを気にしません。しかし、当のご本人が気にしだすと、いくら説得しても無理なのです。

余談ですが、江戸時代の作家、滝沢馬琴は歯が悪く、最終的には上下の総入れ歯になったのですが、その値段は、現在の価格にして22万4000円にものぼったと言われております。彼のような売れっ子作家ならまだしも、一般庶民には手の届く代物ではなかったようですね。

なお、③のインプラントについては、第8章で独立して詳しく説明させていただきます。

歯を失ったら、どの補綴治療を選択されるにせよ、とにかく欠損部を補てんする必要があります。先ほど、自分の歯が19本以下で、欠損部を補てんしていない人は、転倒リスクがかなり高まることを書きました。しかし、補綴装置で補えば、リスクが半分以下になることもわかっております。

語気を強めて言います。「噛むという作業を衰えさせない」ことは健康で文化的な生活を維持するために絶対に必要なことです。

まとめ

○噛むという作業は、単に、口腔内での消化活動を行うにとどまらず、脳の広範囲を活性化している。

○噛むことは、健康で文化的な生活を送る上で不可欠な行為である。さらに、噛むという作業は、生命の維持をしていると言っても過言ではない。不幸にも歯を失ったら、噛む力を衰えさせないために、速やかに補綴治療を受けなければならない。

第5章

本当に知りたい！　唾液力

唾液のエトセトラ

「唾液は非常に大切な液体だから、口から吐き出してはいけません」「飲み込んで、内臓を養ってください」

江戸時代、一世を風靡した健康本、養生訓の中で貝原益軒が述べています。

ちなみに、彼、数え年85歳の長寿をまっとうし、80歳の時点ですべての歯がそろっていたようです。当時の平均寿命からすると、とんでもない、スーパー健康オヤジですね。

さらに歯に関しては、「食べた後は、お茶やお湯で口の中をすすぎなさい」とか、「爪ようじで、食べかすを掻き出す際、歯をほじくるようにしてはいけない」など、現代の医学常識に照らし合わせても、実に的確なコメントをしております。

時代はぐ～んと下り、昭和50年代、僕の小学生時代ですが、野山を駆け巡り、手足を擦りむいた際の応急処置にして最高の薬は、唾液でした。

傷に塗っておくだけで、痛みが和らぎ、傷口もいつの間にか閉じてしまう。まさに魔法の液体。後ほど詳しく述べますが、唾液の中に含まれる、神経成長因子や上皮成長因子という物質のおかげです。

さてさて、唾液と聞くと、つば、つばき、という俗語から、汚いもの、はしたないもの、というイメージがありませんか？

しかし実際は、僕らの健康維持には欠かせない物質、かつ、質の高い生活を送る上で必要不可欠な物質なのです。

もしも、お口の中の唾液分泌が枯渇しますと、うまく舌や口を動かすことができませんので、話がきちんとできなくなってしまうのです。

また、食べたり飲み込んだりする行為がままならなくなり、食事が苦痛になります。

唾液による殺菌作用が無くなるので、食中毒になりやすく、当然、むし歯や歯周病にかかる率が高くなりますし、前述した誤嚥《ごえん》性肺炎にもなりやすくなってしまいます。

そして、先ほど書きました上皮成長因子の働きがストップするため、口内炎や口腔《こうくう》内の傷の治癒が大幅に遅れてしまいます。

これらの例の裏を返せば、唾液が口腔内において、いかに重要な役目を担っているかがおわかりいただけると思います。

さらに注目すべきは、唾液の威力が、発がん抑制、抗酸化作用、アンチエイジング、認知症予防など、全身にまで及んでいることであり、身体のさまざまな場所で、驚異的なパワーを発揮していることが近年明らかになっているのです。

あまりにも身近すぎて、気にも留めない唾液、口の中に出ているのが当たり前の唾液、この章では、その唾液の驚異的なパワーについてお話しいたします。

読み終えた後、唾液のありがたみが感じられると思います。


唾液の基本！


第1章の口臭について書いた中で述べましたが、唾液は、ビチャビチャと勝手気ままに、口腔内に出ているわけではありません。

視覚・聴覚・臭覚、そして味覚などの刺激により、自律神経を構成する交感神経もしくは副交感神経を介して、三つある大唾液腺と七つある小唾液腺という、唾液をつくる腺から分泌されるのです。

小唾液腺の名前を覚える必要はありませんが、大唾液腺三つの名前は覚えておいてください。耳下腺（おたふく風邪で腫れるところ）、顎下腺、舌下腺、です。

唾液にはサラサラした唾液と、ネバネバした唾液の2種類があることをお話ししました。サラサラした唾液は副交感神経が主に支配しており、リラックス状態で分泌されます。一方で、ネバネバした唾液は交感神経が主に支配しており、緊張したり疲れたりしてくると分泌されます。入学試験の合格発表待ち、交感神経があなたの身体を支配しており、お口の中はカラッカラ、そう、ネバネバ唾液が分泌されているからです。口臭の原因になってしまうことは、第1章でお話ししましたね。

サラサラした唾液について説明しましょう。サラサラした唾液は、三つある大唾液腺の中の、主に耳下腺から分泌されます。口臭の予防には、このサラサラした唾液で、口の中を潤わせることが大事であることも、第1章で述べましたね。耳下腺マッサージを思い出してください。

副交感神経を優位にさせる、つまり、心を落ち着かせ、リラックス状態になることで、サラサラ唾液が分泌されやすくなります。耳下腺のマッサージで、より、サラサラした唾液の分泌を促進することができます。口臭の予防はさることながら、このサラサラした唾液をたくさん分泌させることで、精神的にも豊かな健康生活を送ることができるのです。

ところで耳下腺ですが、睡眠中は唾液の分泌を休止していると言われております。ですから、歯と、歯の周囲歯肉に十分に唾液をいきわたらせることができません。寝ている間はむし歯になりやすい、そこに大きな原因があるのです。

唾液は、1日に、1ℓ〜1・5ℓ、大きなペットボトル1本分ほどの量が分泌されております。そして99・5%は水分です。

冒頭、唾液のパワーについてさわり程度書きましたが、残りの0・5%に驚異的な力が凝集されているのです。

また、「唾液は、血から作られるのだよ」と言うと、知らない方はかなり驚かれますが、本当です。唾液は、先ほど述べた唾液腺で、血液から作られるのです。ですから、血液からDNA鑑定できるのと同様に、唾液からもDNA鑑定できるのですよ。

では、唾液のわずか0・5%を占めるさまざまな物質が持つ、健康維持に必要不可欠な、驚異的パワーを簡単に説明していきましょう。

食べることに必要不可欠！　唾液力

僕らは食事の際、食べ物を口に入れて、歯で噛《か》み砕き、すり潰します。この咀嚼《そしゃく》行為により、固形だった食物の表面積が広がり、物質的にも変化します。

さらに、唾液が混じることで、食物が口の中を流れやすくなり、嚥下《えんげ》の際、食道へスムーズに食塊を送り込めるようになります。

この一連の動作、（専門用語で摂食・嚥下と言います）の過程で、唾液は欠かすことのできない存在に位置づけられております。「餅つき」によく似ておりますね。歯と口腔内が、杵《きね》と臼の役割で、唾液が合いの手の役割をしている。

そして唾液は、単に食物に混ざって、口腔内さらには食道へと食塊を潤滑に移動、流すことだけに寄与しているわけではありません。ご存じの方も多いと思いますが、口↓食道↓胃↓腸↓肛門《こうもん》と続く、消化器系の最初のステージで、消化を大いに助けているのです。

唾液の中の何が消化を助けているかと申しますと、ズバリ、アミラーゼという酵素です。アミラーゼにより、デンプンが分解され、消化しやすくなるのです。

アミラーゼという酵素は、唾液に含まれる以外に膵臓《すいぞう》からも分泌されます。以前はジアスターゼと言われており、我が国の、高峰譲吉《たかみねじょうきち》先生が発見しました。

高峰先生は、それ以外に、アドレナリンも発見しておりまして、時代が時代だったら間違いなくノーベル生理学・医学賞を受賞されています。アドレナリンですよ！　アドレナリン！　とアドレナリン出まくりの自分がいます。となると、交感神経が優位になり、僕の口から口臭が発生してしまいますね。口臭のおさらいです。失礼！

アミラーゼで思い出しました。古代、我が国ではお米を口に入れて、噛んで吐き出して、それをためてお酒をつくっておりました。ゲーッとしそうですが、立派な醸造です。唾液中のアミラーゼの働きでお酒になるのです。

余計なことを書きましたが、唾液の重要な働きに消化作用があることをご理解ください。後、唾液には殺菌作用があります。唾液中に含まれるリゾチームという酵素や、ラクトフェリンというタンパク質の作用によるものです。

これらのおかげで、口に入る食物のある程度の殺菌が可能になります。前述しましたが、唾液が消化の最初の過程で、食中毒から身体を守ってくれているのです。

また、唾液は味覚にも大きく関与しております。逆を言いますと、味覚の受容には、唾液が重要な役割を果たしています。唾液は、味のする物質（甘味、酸味、塩味、苦味）を溶解し、舌や口腔粘膜に存在する味の受容体である味蕾《みらい》まで、潤滑に運ぶ役割を担っているからです。

さらに、唾液中の上皮成長因子（前に述べましたし、後でも詳しく述べます）には、傷ついた味蕾を修復し、保護し、再生を促す作用もあります。

ですから、第6章で詳しく述べますが、唾液の分泌が減ることで、味がわからなくなる、正常な味の判断ができなくなる、といった味覚障害を起こす場合があるのです。

このように唾液は、食物の咀嚼・嚥下、消化、殺菌、さらには味覚発現という、我々の日常生活での「食べる」という、最も重要な営みになくてはならない、生体調節因子としての役割があるのです。

驚くべき、唾液が身体に与える影響力!!

「唾液は非常に大切な液体だから、口から吐き出してはいけません。飲み込んで、内臓を養ってください」

冒頭で紹介した貝原益軒の言葉、300年の時を経て、今、生き生きとよみがえっております。

そうなのです。唾液は、人体のあらゆる機能に深い影響を与えることがわかってきているのです。

身体の中をさびさせて、老化の原因を作る悪玉が活性酸素であることは、第4章の噛む力で述べました。

近年、この活性酸素は、動脈硬化やがんなど、多くの生活習慣病に関与していることも明らかになっております。健康ブームのご時世、インターネットで検索してみてください。いかに多くの活性酸素除去サプリメントが販売されているかが、おわかりいただけると思います。

単刀直入に申し上げましょう。唾液中に含まれるペルオキシダーゼ、さらには、SOD（スーパーオキシドジスムターゼ）という酵素が、活性酸素を除去できる抗酸化力を有しているのです。ご自身の中に、すでに、活性酸素を打ち負かすサプリメント以上のものを持ち得ているのです。

これを有効に使わない手はありませんよね。ここで、そのペルオキシダーゼの効果を最大限に引き出せる方法をお教えいたします。

ペルオキシダーゼの効果を得るには、食物を30秒以上、唾液の中に浸す必要があります。ですから、時間をかけてゆっくりと、一口あたり30回噛んでから、飲み込むようにしてください。この単調な習慣が、老化を防ぎ、がんの予防、そして多くの生活習慣病から、あなたを守ってくれるのですから。

次に、唾液の中に含まれるパロチンという成長ホルモンについて説明します。

このパロチン、若返りホルモンとも呼ばれ、血管の老化を防ぎ、全身の代謝を良くし、毛髪などの粘膜、肌などを健康な状態に修復する効果があると言われております。

そうなのです。繰り返しますが、唾液の中には、万能薬と言えるほどのたくさんの物質が含まれているのですよ。さて、そのパロチンですが、主にサラサラした唾液の中に含まれております。思い出してください。サラサラした唾液を分泌する唾液腺。そうでした。耳下腺です。

耳下腺マッサージにより、サラサラした唾液の分泌量が多くなります。すると、それに含まれるパロチンが活躍してくれますので、あなたの身体を若々しく保ってくれるのです。まさに、お金をかけずにアンチエイジングです。

冒頭に僕の思い出として書きましたが、唾液に含まれている神経成長因子や上皮成長因子が、身体の傷を治す作用を持っていることは紛れもない事実です。

さらに、神経成長因子は、脳神経細胞の修復作用を有することもわかっており、認知症予防ないし、認知症初期対応に繋がる物質として、さらなる研究成果が期待されております。

また、上皮成長因子の働きには、毎日あたらしい皮膚細胞を生まれさせ、機能的で美しい皮膚を保つ作用がありますので、唾液の分泌を盛んにすることは、この見地から立っても、アンチエイジングに一役買っていると言えるわけです。

今、認知症と書きましたが、唾液中にも含まれている、ストレスに比例して増加するコルチゾールというホルモンがあります。研究結果から、コルチゾールの分泌量が多い人は、少ない人に比べて、脳の萎縮が大きいことがわかっております。

早期認知症の発見に、唾液検査によるコルチゾール測定が一般化される日もそう遠くないと信じております。

ところで、先ほどサプリメントについて少し触れましたが、アンチエイジングの一環として、1日の食事のほぼすべてをサプリメントで済ませている方がいらっしゃいます。ここまで再三申し上げていますが、噛む、噛み砕く行為無しに、飲み込むだけで栄養をとる方法は、唾液の分泌効果を得ることができず、アンチエイジング美容法的には逆効果のように感じます。サプリメントはあくまでも、補助剤としての使用が適切だと思います。

ダラダラと、書いてきましたが、人間の身体にとって、唾液は、万能薬と言えるほどの効力を持っていることがおわかりいただけたかと思います。


唾液は、口の中のスーパースター！

唾液が、身体の健康維持に、いかに重要な役割を果たしているかを、ざっとご説明してきました。

当然ながら唾液は、口の中においても、スーパースターとしての地位は盤石であります。熱いお茶を飲んだり、氷をほお張っても、口の中の粘膜がやけどをしたり、凍傷になったりしないで済むのは、唾液の中に含まれるムチンという糖たんぱく質のおかげでありま す。

ムチン、聞いただけでネバネバしていそうな気がしませんか？　実際、ネバネバしておりまして、これが、口腔粘膜の表面をバリアーのように覆い、保護してくれているのです。ちなみに、このムチンですが、納豆やオクラの中にも含まれております。両者に共通するのは、ネバネバですよね。点と点が線で結び付きました。ところで、オクラとは、英語でして、和名では、アメリカネリとよびます。我々は、常時、英語を使用しているわけです。

不幸にも、ムチンの抵抗空しく、口腔粘膜にやけどをしたり、うっかり噛んでしまい、口内炎ができてしまったりした場合、前に述べた、神経成長因子や上皮成長因子が登場してくれます。もう、おわかりですね。彼らが、粘膜の修復をしてくれるのです。

ですから、後で詳しく述べますが、ドライマウスと言い、唾液の分泌が無くなると、口内炎も治りにくく、熱い飲み物も普通の人のようには飲めなくなってしまうのです。

第2章の中で、唾液の緩衝作用についてお話ししました。おさらいになりますが、コーラのように酸性の強い飲み物を口に含み、飲んでも、歯が溶け出さないのは、唾液に緩衝作用があるからでした。

唾液の中の何が緩衝作用を受け持っているかと言うと、重炭酸塩やリン酸塩といった無機化合物です。この物質の存在により、酸度が弱められますので、酸性の強い飲み物を口に含んでも、歯が溶け出す心配はないのです。ただし、酸蝕症になるケースが例外としてあることも、第2章でお話ししましたので、おさらいくださいね。

唾液は、むし歯の予防もしてくれますし、ごく初期のむし歯なら、唾液の力で治ることがわかっております。むし歯菌の出す酸によって、歯の最表層のエナメル質からミネラルが溶け出しますが、唾液中に含まれるリン酸やカルシウムなどのミネラル成分がそこに補給されることで、修復されるのです。

つまり、エナメル質を健康な状態に戻す「再石灰化」という現象が起こるため、むし歯の予防をしてくれるのです。ごく初期のむし歯なら、唾液による再石灰化により治ってしまいます。

つら〜いドライマウス

みなさんは、激しい運動の直後、のどの渇きがひどい時に、乾ききったひものや、ぱさぱさのパンを、口の中に入れたいと思われるでしょうか？

ドライマウス（口腔乾燥症のことを言います）で苦しまれている患者さんは、食事の際、常時そのような辛い思いをされております。食事だけにとどまらず、いつも、口腔粘膜の乾燥に、違和感を覚えながら生活を送れられているのです。

話が前後しましたが、ドライマウスとは、さまざまな原因で唾液の分泌量が低下するか、まったく出なくなり、口の中が乾燥する病気です。

普段は意識しておりませんが、僕らが支障なくご飯を食べられたり、人と楽しく会話ができたりするのは、口の中を潤してくれている唾液のおかげなのです。

噛み砕いた食物の中に、唾液が混じり、食塊が口の中を自由に流れるからこそ、美味しく食事をとることができるのです。ですから、ドライマウスで唾液の分泌が無くなると、食事がうまくとれなくなりますので、食べられる料理も限定されてしまいます。

また、ドライマウスになると、味覚異常の症状が現れる場合があります。前述しましたが、味として感じるには、舌をはじめとする口腔内の粘膜に分布する味蕾細胞からの味刺激が、正確な情報として脳に伝えられなければなりません。

ドライマウスで唾液の分泌が低下すると、味を伝達するための媒介となる液体が減少しますから、味刺激を味蕾細胞に伝えづらくなります。さらに、味蕾細胞を保護する役目も兼ねていた唾液が減少することで、口腔内の刺激がダイレクトに味蕾細胞に襲いかかり、味蕾細胞が萎縮を起こしたり、細胞数を減少させたりしてしまうことがわかっております。

ですから、何を食べても味がしない、痛くて食べづらい、楽しいはずの食事の時間が、苦痛な時間になってしまうのです。

これまでに、むし歯・歯周病の予防に、唾液の殺菌力がいかに重要な役割を果たしているかを、切々と説かせていただきました。ドライマウスで唾液の分泌が低下しますと、むし歯菌、歯周病菌をはじめとする、口腔内細菌の数が爆発的に増加してしまいます。

むし歯、歯周病の発症頻度が上昇することは言うに及ばず、前述した、誤嚥性肺炎などの全身的な疾患にも繋がってしまうのです。

第1章のおさらいになりますが、唾液の分泌が減少しますので、口臭の原因になり、その口臭を気にしだすと、会話や対人関係が苦痛になってしまう、という負のスパイラルに陥ってしまうケースもあります。

また、唾液の分泌減少により、口内炎などの炎症が口の中にできると、完治するまでにかなりの時間を要してしまいます。

ドライマウスという症状が、いかに口腔機能を低下させるか、全身の健康に影響を及ぼすか、おわかりいただけたと思います。

その裏返しで、唾液が「健康で文化的な生活」を送る上で、なくてはならない物質であることをご認識いただけるとありがたいです。

ドライマウスの原因と対処法！

緊張した時やスポーツの後、一時的に口やのどが渇くことは誰もが経験することです。しかし、口の渇きを常に感じる状態が3か月以上続くのが、ドライマウスです。

では、何故ドライマウスになってしまうのでしょうか？　原因をいくつか挙げてみます。

まずは、ストレスです。お話ししましたが、ストレスや緊張状態になると、交感神経が優位に働き、ネバネバした唾液に口の中が支配され、相対的に唾液の量が減ります。

ストレスが解消されれば、元の唾液量に戻りますが、ストレス状態が長く続きますと、口の渇きが慢性化し、ドライマウスになってしまうのです。

口の周りの筋肉が衰えることでも、ドライマウスになりやすくなります。噛む力が弱くなりますので、刺激が低下して唾液の分泌量は少なくなります。この現象は高齢者のみならず、近年、若者にも見られるようになってきました。軟食（軟らかい食べ物）中心の食生活で、噛む力が弱くなっているからだと言われております。

口呼吸の人はドライマウスになりやすくなります。人間は本来、鼻呼吸といい鼻で息をすることが大原則です。

しかし、悪習癖の一つ、口で呼吸をしてしまう口呼吸の人は、常時、口を開けた状態が続きますから、口が渇き、ドライマウスになってしまうのです。

それに関連して、全身の筋肉が衰えてくると、ドライマウスになりやすいと言われております。筋肉の衰えに付随して、姿勢が悪くなり、猫背で、顎が出てしまうので、結果、口で息をせざるを得なくなるためです。

そして、ドライマウスの原因で最も多いのは、薬の副作用であると言われております。睡眠薬や精神安定剤、複数の薬を服用している人は、比較的ドライマウスになりやすいと考えられています。

自律神経の乱れに伴い、自律神経に支配されている唾液の分泌量が減少するケースと、症状緩和を目的とした、精神安定剤服用により、二重に口腔内を乾燥させてしまうのが原因です。

ちなみに更年期障害の女性もドライマウスになりやすいことがわかっております。

お酒の飲みすぎも要注意です。アルコールの飲みすぎが続くと、体内の水分バランスが崩れて、唾液の分泌量も減少し、ドライマウスを引き起こす場合があります。書きながら、わが身を振り返り、反省する次第です。

糖尿病や腎不全、そしてシェーグレン症候群（口腔や眼球の乾燥を特徴とする自己免疫疾患、難治性）も、大いにドライマウスと関連があります。裏を返せば、ドライマウスになってしまった場合、それらの全身疾患の可能性を疑われ、専門医を受診されるというのは、優等生的発想です。

ドライマウスの予防・対処法について述べます。ストレスが原因の一つに挙げられる以上、まず、自分に合ったストレス発散方法を見つけ、できるだけストレスをためないようにするのが大事です。

悩み事を一人で背負わないで、カウンセリングを受けるのもストレス解消の有効手段の一つであります。

また、第4章で延々と述べましたが、噛む力を鍛えてください。ガムを噛む習慣を身につけたり、歯ごたえのある食事を積極的にとったりするように心がけましょう。お酒の飲みすぎなど不規則な生活習慣に心当たりのある方は、お酒を控えてください。

第1章で紹介した耳下腺マッサージをすることで、サラサラした唾液の分泌を多くしましょう。また、第4章で紹介した顔面マッサージも、口の周りの筋肉を鍛えられますので、是非、取り入れてください。

ドライマウスの症状が出たら、悲観せずに、まずは、歯科医院、または、大学病院の口腔外科や、ドライマウス専門外来を訪れてください。

ドライマウスの治療には、基本、人工唾液や口腔内軟膏《なんこう》、洗口剤、保湿ゲルが対症的に用いられており、治療薬としては、唾液分泌促進薬が比較的高い治療効果を示しております。また、何種類かの漢方薬や唾液腺ホルモンなどが内服薬として処方されるようです。

反復しますが、口やのどの渇きが長期間続いている、食事をとることが難しくなった、口臭が気になるようになった、話しづらくなってきた、などの症状が出始めましたら、一人で悩まずに、流布している多くの情報に惑わされずに、まずは、専門医療機関に相談してください。

まとめ

○唾液は、「食べる」「話す」という、日常の最も大切な動作に必要不可欠な物質である。

○唾液は、むし歯予防・歯周病予防・口臭予防・口内炎治癒といった、口腔内での働きは言うに及ばず、抗がん作用、アンチエイジング、認知症予防、糖尿病予防など、全身の健康維持にも深く関わっている。

○唾液の分泌を促進させるために、よく噛んで食べる、耳下腺マッサージをする、顔面マッサージをすることを推奨する。

○不本意にもドライマウス（唾液の分泌が減少、もしくはでなくなる）になってしまったら、悲観せず、歯科医院や大学病院口腔外科、ドライマウス専門外来に相談すること。現在、ドライマウスの治療法はいくつかあり、良好な臨床結果を残している。

第6章
本当に知りたい！　舌

舌は健康生活の司令塔

ヤキトリの中で何がお好きですか？　自分はタンです。断然タンです。あのコリコリ感がたまりません。コリコリ感!?　当然と言えば当然。タン＝舌＝筋肉なのですから。ちなみに、ヤキトリで心臓をハツと言いますが、「heart（ハーツ）」を短縮してハツです。意外と知られておりません。

さて、この章の主人公である、舌に話を戻します。舌と聞いて、みなさんは何を思い浮かべられるでしょうか？　味を感じる部分、食べたり噛《か》んだりする時に必要な部分、そして、「舌足らず」や「舌先三寸」の言葉があるように、話す時に必要な部分、といったところが一般的でしょう。

あえて、もう一つ付け加えさせてください。ゴックンと飲み込む時にも舌の働きは重要です。舌が口蓋（上顎）に向かって押しあがり、口の中の圧を高めて、舌根部（舌の付け根）で食べ物をのどに送り込むのです。

舌は、鏡で見ることができるのは一部で、のどの奥（下）の方から延びております。わかりやすく話しますと、目で見える部分より、実際はずっと長いのです。ですから、先述したように、食べ物を飲み込む時に大活躍できるのです。

舌は極めて鋭敏な感覚を備えております。特に、舌の先は、口腔《こうくう》内で最も敏感な部分です。これは、毒物と栄養物とを選別する役割を担っているからだと言われております。

冒頭、舌は筋肉と書きました。確かにそうですが、実は、中に脂肪がつくことがあります。主に加齢によるものでして、脂肪がつくことで、舌の力（後で詳しく述べますが、舌圧とよびます）が弱まる場合もあります。

つまり、歳をとると、舌に脂肪が混ざり、その結果、舌圧が弱まり、うまく食べられない、ということになるのです。

また、舌の位置が通常のポジションより下がると（低位舌と言います）、噛み合わせが悪くなって、歯を食いしばりやすくなるため、顎関節に負担がかかります。その影響で、後頭部の筋肉の緊張も高まり、首や肩のこりや痛みが生じます。首や肩こりの原因が、実は舌にある場合があるのです。

当たり前のものとして口の中に存在する舌、普段何気なく使っているため、そのありがたみを認識されることはないと思います。

この章では、舌がいかに、食べる、噛む、飲み込む、話す、といった、生きていく上で必要な動作を担う器官であるかを、また、舌を鍛えることで、いかに健康的な生活を送ることができるかを、わかりやすくお話ししたいと思います。また、味覚障害や舌痛症のような舌に現れる症状・疾患について、さらには、「猫舌」についての正しい情報もお伝えしたいと思います。

ヤキトリ屋の煙に巻かれ、タンを食べながらご一緒する方に、これから述べる舌の話をしていただけたなら、著者冥利に尽きます。

舌で食べ物、飲み物を味わう!

まずは、舌の代表的な働き、飲食物を味わう、ことについてお話しいたしましょう。味覚ですね。

味覚と言えば味を感じるものですが、さらに身体を守るためや、エネルギーを補給するための重要なシグナルでもあります。

味覚は、甘味、塩味、酸味、苦味、うま味(昆布や、かつお節からとれる、あのうま味のことです。日本人科学者が発見しました)の五味から成り立ちます。味覚ごとに舌における部位の偏在はなく、舌全体で感じているとされております。

実は、以前の教科書では、「甘味は舌の先、苦味は奥の方……」など、それぞれ感じる部位が異なるとされ、味覚分布図なるものが載っておりました。今お話ししたように、それは誤りという説が一般的です。

つまり僕らは、間違ったことを覚えてしまったわけです。とは言え、教科書を開いた記憶がありませんので、間違ったことを覚えた記憶すらありません～。汗

味覚とは、第5章でも触れましたが、唾液に溶けた食物などの物質を、舌の表面にある乳頭に存在する味蕾《みらい》がとらえることで起こる感覚です。さらに厳密に言いますと、味覚は、味蕾の中の味細胞に存在する、味覚センサーによって感知されます。

味蕾は舌の他、軟口蓋（上顎）や、のどにも存在しておりますから、お口全体で、味覚を感じているわけです。

面白いことに、味覚センサーは、味細胞以外にも消化管や、膵臓《すいぞう》をはじめとするさまざまな臓器に発現していることがわかっております。それを踏まえると、今後、味覚や口腔領域と糖尿病との関係の研究が進んでいく可能性が大ですね。

味細胞は、加齢と共に減少したり、感度が鈍くなったりします。お年寄りが、普通の味付けでは満足できず、塩や醤油を多用してしまう原因がそこにあり、結果、高血圧などの生活習慣病を招いてしまう危険性をはらんでいるのです。

また、亜鉛は、味細胞が作られる際の栄養素ですから、亜鉛不足でも味を感じにくくなります。お年寄りに限らず、味覚に異常を感じるようになったら、亜鉛を多く含む、うなぎやレバー、牡蠣などを食べることを勧めます。

小難しい話が続きましたので、ここで、少し脱線しましょう。キャビアの正しい食べ方をご存じでしょうか？　小さなスプーンで口に入れて、噛まずに、舌でつぶしながら味わうのですよ。そうなのです、舌だけを使うのです。まっ、僕なんぞキャビアに出くわす機会さえありませんので、関係のない話ではありますがね。

さて、味覚についての興味をひく研究があります。高齢者における味覚の検査を行ったところ、甘味、塩味、酸味、苦味の4味については正常でありながら、うま味だけ、異常を示す例がかなりあったと報告されております。

これは非常に重要なことでして、うま味がわからないことで、食欲不振になり、健康面に支障をきたす恐れがあるのです。高齢者の栄養失調に関連する貴重なデータでもあるわけです。おそらく、味細胞に存在する、うま味受容体が加齢と共に、機能低下、減少することによるものでしょう。

後ほど詳しく書きますが、「どんなに豪華なフランス料理を食べても、チューイングガムの味しかしない」「何を食べても、まったく美味しくない」という、味覚障害でお悩みの方がいます。そのような方は、強いストレスを抱えながら毎日の食事と向き合われ、楽しいはずの食事の時間が、逆にストレスになってしまうのです。

舌がつかさどる味覚の働きが正常に機能しないと、健康面での不安が生じることはさることながら、精神面、社会生活面においても、重大な支障をきたすことになるのです。

猫舌は、1秒でなおせる！

舌の重要な働きに味覚があり、味蕾の中の味細胞がそれを担っていることを、お話してきました。

味蕾の中には、さらに、TRPM5やTRPM4という、何やら小難しい機構が存在し、味のさらなる感受性に一役買っていることがわかっております。この機構は、温度とも密接に関係しております。温かいココアを飲んだ時の方が、冷たいココアを口に含んだ時よりも甘く感じるのは、このTRPM5とTRPM4の関与によるものだと言われております。

さてさて、温かいココアには胸ときめき、ゴクゴクいけますけれど、熱〜いココアを一気に飲める人は極々少数ですよね。それは極端な例としても、一般に熱い食べ物・飲み物が苦手な人のことを、「猫舌」と呼びます。

僕の友人に、おみそ汁やお吸い物に、水を加えて飲む人がいます。みそ汁の醍醐味が台無しですが、人それぞれ、仕方がありません。

猫に限らず、そもそも動物は皆、熱い状態のものを口には入れません。昔から我々の身近にいる猫。その猫が、熱いものを口に入れたがらないのを見て、「猫舌」と命名したようです。

ちなみに、猫が温度を感じるのは舌ではなく、実は、鼻のようです。そうなると、「猫舌」改め、「猫鼻」ですが、話が袋小路に入り込みますので揚げ足取りは止めましょう。

結論から申しますと、「猫舌」は食べ方の問題であって、その人の人体的な問題ではありません。「猫舌」の人の舌の構造が特別というわけではなく、言うなれば、舌の構造に個体差はありません。さらに、「猫舌」の人の脳が、温度感覚に対して特別な感受性を有しているわけでもありません。

お話ししましたが、ズバリ、食べ方に問題があるのです。

舌の先端が口腔内で一番敏感な部分であることは先述しました。温度に関しても同様で、誰でも、舌の先にいきなり熱いものが触れると、「あちっ!」となります。

猫舌ではない人は、それまでの経験から、無意識のうちに食べ物が舌の先に触れないように食べているのです。一般的に、熱いものを口に入れる時は、無意識に上の歯と、下の歯で挟み、舌に落とさないように、舌を引っ込めたり、息を吹きかけたりして、舌を守っているのです。

「猫舌」の方は、この行程をスムーズにすることができず、直接、舌の先に熱いものを触れさせてしまっているのです。飲み物に関しても同様で、一般的に、熱いお茶やコーヒーを飲む時、舌の先が下の前歯の歯肉を押している状態にして、液体から舌の先を守るようにし、液体を舌の中央へ流し込むようにしています。さらに、液体を舌の裏にも流し、唾液と混ぜることで、冷めるようにしているのです。

「猫舌」の方は、その行程がうまくできず、液体を舌の先に直にあててしまっているのです。

一度、意識して熱い飲み物をお飲みください。「本当だ!」と納得されるはずです。

以上、長々とお話してきましたが、要は、熱い食べ物・飲み物を口に含む場合、舌の先をダイレクトにあてない、ということが大事なのです。

このように、舌は口腔内において、美味しく、安全に食べ物を摂することができるよう、気配りの行き届いた名幹事役を担っているのです。

最後に、僕も軽度の「猫舌」でして、この項を書きながら、舌の動かし方に心する次第です。あしからず。

舌は「食べる」司令塔！

舌が、飲食物を味わう際、重要な役割を果たしていること、そのメカニズムに関して簡単に述べてきました。

さらに特筆すべきは、この味覚が、単に美味しさを味わうだけでなく、人が、身体的、精神的に充実した社会生活を営んでいく上で欠かすことのできない感覚であることもお話ししました。

そして、何を隠そう、舌は、食べ物を「食べる」という行為、それ自体にとっても必要不可欠な器官なのです。

語弊がありますが、口の中に歯がなくても食べ物を食べて、飲み込むことはできます。しかし、舌の存在がないと、いわゆる摂食嚥下《えんげ》という行為はできなくなりますし、たとえできても、非常に困難になってしまいます。

食事の時、僕らは、当たり前のように、無意識下で舌を使っておりますので、そのありがたみがわかりませんが、舌の絶妙な動き、アシストにより、摂食嚥下が可能となっているのです。

ここで、極々簡潔に食べ物を噛んで、飲み込む際に、舌がどのように動き働いているかを、お話ししましょう。

日常、僕らは食べ物を、口を開けて中に取り込みます。その一瞬後、舌は、甘い、辛いなどの味覚、さらに熱い、冷たいなどの温度を感知して、その情報を脳に送ります。また、きちんと噛まなければならない硬さなのか、噛む必要性のない硬さなのかも、同様に感知します。

噛まなければいけないと脳が判断したら、舌は食べ物を奥歯まで運び、歯、舌、頬《ほほ》の共同作業で、食べ物が飲み込みやすい状態になるまで噛み砕いていきます。

豆腐のように軟らかい食べ物は、そのような作業の必要性は無しと判断され、舌を口蓋（上顎）にあてることで、押しつぶされます。

咀嚼《そしゃく》が十分にされ、食べ物が飲み込める状態になったら、舌の上に載せられ、舌の力で、のどに送り込まれます。そして、のどの力で食べ物は食道の中に送り込まれます。

この工程を意識しながら食事をしている方は、自分を含めて皆無だと思いますが、舌の巧みな動きによって、美味しく、きちんと食べられるようになっているのです。

そうなのです、舌は食べる際、サッカーでのミッドフィルダーのような司令塔の役割を担っているのです。

ですから、舌の力（舌圧）が弱くなると、当然に、食べる能力も低下していきますので、むせる、誤嚥《ごえん》する、食べ物をこぼしやすくなる、という光景が多く見られるようになります。裏を返せば、そのような状態が続くようでしたら、舌圧が弱くなっている可能が高いのです。

舌圧とは、具体的に、舌がものを押す時に必要な筋力のことでして、臨床では、風船のような器具を舌で押すことで測定します。口の機能を診る重要な指標になるとされていて、舌圧が高いほどよく、低いと舌の機能低下が疑われます。

ある大学病院の研究報告で、舌圧が低いほど食べる能力が低下し、全身の栄養状態が悪いことがわかっております。栄養がとれなくなると、噛む際に必要な筋肉の筋力が低下します。そうすると、さらに噛む力が弱まって、食べる能力が落ちてゆく。この負のスパイラルに陥ることで、結果、生活に対する意欲も低下してしまうことが判明しております。

舌がいかに密接に、「食べる」ことに関わっているかを、ざっと説明いたしました。この負のスパイラルを断ち切るには、舌の症状に早く気づき、早期治療ならぬ、「舌体操（後ほど詳述します）」などで舌を鍛える等、早期対策をとることが重要なのです。

また、舌の筋肉や、口の周りの筋肉は、太ももの筋肉や腹筋よりも薄くて小さいので、それだけ、筋力低下による症状が出やすいと言われております。

ですから、歩行など、日常の動作に異常がなくても、食べこぼす、むせる、などの異変に気づいたら、全身の衰えのサインととらえて、専門の医院に行くことを勧めます。

繰り返しますが、舌の不調は、身体の不調、老いの始まりを知らせてくれる貴重なシグナルなのです。

舌は「話す」司令塔！

滑舌が悪く、クリアに発音ができない人のことを、「舌足らず」と言いますね。子供っぽい話し方になる場合もありますが、逆にそれを売りにして人気を博したタレントさんもいらっしゃいました。

舌足らずの人の舌が、普通の人の舌と比較して、短いわけではありません。舌の動かし方が悪いために発音障害が生じてしまうのです。

例えば、サ行（サシスセソ）、タ行（タチツテト）、ナ行（ナニヌネノ）、ラ行（ラリルレロ）などの、舌を上の歯の裏方向に持ち上げてから発音する際に、滑舌が悪くなる傾向にあります。舌の動かし方が悪い、もしくは、舌を動かす際の筋力が弱いがために、そのような現象が生じてしまうのです。

僕らは、普段何気なく話をしていますが、実は、舌の巧みな動きがあってこそ成しえる業なのです。単刀直入に申し上げますと、舌がないと、話すことができません。

今まで、舌が、食べる、味わう、飲み込む、という行為において、重要な働きを担っていることを述べてきましたが、この項では、舌のもう一つの大事な働き、「話す」ことについて、簡単にお話しします。

僕らは、常日頃、話すために無意識に舌を動かして音を作り出しております。この舌の働きを、「構音機能」と呼んでいます。

正確に言いますと、舌と唇の絶妙なコンビの動きによりさまざまな音が作り出されているのです（これを構音といいます）。例えば、カ行（カキクケコ）は舌の奥の部分、タ行

（タチツテト）は舌の前方部分、そして、ラ行（ラリルレロ）は舌の先端部分という風にです。

子供の話し方は、舌足らずで可愛らしい、確かにそうですが、裏を返せば、舌の機能が未成熟で、うまく舌を動かせないがために生じる未完成発音でもあるわけです。

年齢と共に舌の機能が発達していき、正常な発音ができるようになりますが、さらに歳をとると、今度は舌の機能が衰え始め、うまく舌を動かすことができなくなります。ご老人の話が聞きとりづらい原因は、ズバリ、舌の衰えにあったのです。

ところで、お酒を飲みすぎた際、きちんと話すことができなくなりますね。「ろれつが回らない」と表現され、酔っぱらいの典型例ですが、これは、アルコールにより大脳が正常に働かなくなることで生じるわけで、舌の運動機能が衰えたからではありません。

何はともあれ、深酒には注意しようと、書き込みながら、戒めている自分がここにおります。

この項、さらに前項で述べてきたことから、食べることと話すことに、舌が司令塔の役割を果たしていることはおわかりいただけたかと思います。

さらに、この二つの行為は連動しておりまして、咀嚼力と発音にも深い関係があるのです。口を閉じられるということは、飲み込みができることも意味しておりまして、その状態では、口の中で舌の安定が図れているのです。

口唇・舌の機能が高まることで、口が閉じられるようになり、閉じることで、さらに、口唇・舌の機能が亢進《こうしん》されます。

特に子供に見られることですが、うまく話せない・発音が悪い人は、少なからず口唇の閉じが弱い傾向にあります。裏を返すと、咀嚼力が弱いと、口唇・舌の筋力も弱まり、言語機能に影響が出てしまうのです。

ごちゃごちゃと、説明してきましたが、要は、きちんと噛んで食べる習慣を身につけることで、正しい発音・きれいな言葉で話すことができるようになるのです。

舌を鍛えよう！

食べる行為、話す行為、ともに、舌が司令塔的な役割を果たしていることを述べてきました。その裏返しで、舌の機能低下により、摂食嚥下障害や、言語機能障害が生じる恐れがあることにも触れました。

人生１００年時代と言われる現代、健康的で文化的な生活を送り続けるために、舌の機能維持がいかに大切か、おわかりいただけたかと思います。

舌の機能低下は、舌の筋力不足を意味することもお話ししました。舌の筋力不足は、滑舌が悪くなるにとどまらず、いびきや、第2章で触れました睡眠時無呼吸症候群という眠っている間に呼吸が止まる病気の原因にもなってしまいます。さらに、摂食嚥下障害を引き起こすことで、誤嚥性肺炎のリスクを高めることにもなりますので、舌の筋力低下は、全身の健康、さらには命に関わる重大な症状でもあるわけです。

ところで、舌や口の周りの筋肉は、若かりし頃トレーニングで鍛えても、歳をとった時点まで維持しておくことができません。

逆に言えば、いつの年齢でも、自分で気づいた時にトレーニングを開始すれば、筋力低下を防ぐことが可能なのです。

では、ここで簡単な「舌の筋力アップ」のトレーニング法を述べてみます。
①舌先を上の前歯の口蓋《こうがい》側の付け根につけてください。
②同時に舌全体をできるだけ上顎全体に密着させてください。
③舌打ちするように音を出しましょう。その際、舌の裏側の筋肉が引っ張られるのを感じてください。

この工程を、1セットとし、10セットを、1日1回、行ってください。なお、このトレーニングだけにこだわらず、普段から口を閉じている時は、意識して舌全面を上顎にくっつけておくだけでも十分に効果はあります。

おっと、舌についての大事なことを書き忘れておりました。

舌の表面は本来、赤い色をしております。ご自身の舌を鏡で見てみてください。白いものが、うっすらと、部分的に、もしくは全体的に覆っていませんでしょうか？

この白いもの、食べかすではありません。第1章でも少し触れましたが、「舌苔《ぜったい》」と言い、細菌と、粘膜細胞や血液、唾液とが混ざり合ったものなのです。これが口臭の原因になることはお話ししましたね。

基本的に舌苔は、話したり、食べたりする際に舌が動くことでつきにくくなっておりま す。ですから、明らかに舌の表面の白さが目立ってきた場合、舌の動きが鈍くなっている、つまり、舌の機能が低下している可能性が高いため、歯科医師に相談してください。

なお、舌苔は細菌のかたまりでもあるわけですから、たまっていくと、口腔内の環境は著しく悪化していきます。口臭の原因になることはいわずもがな、細菌の繁殖により、誤嚥性肺炎の原因にもなります。

特に、高齢者におかれましては、先ほど書いた、舌のトレーニングと並行して、市販されている舌クリーナーで、こまめに舌苔の除去に努めてください。そして、繰り返しますが、それでも、舌の表面の白さが目立つようでしたら、歯科医師にご相談くださいませ。

知りたい！　舌の病変

ここまで、舌の働きについて、さらに、それがいかに全身の健康に直結しているかについて、正常な舌に重きを置いて述べてきました。

最後に、舌に生じる病変、舌の病状についてお話ししたいと思います。

まず、舌の表面が、墨をたらしたように真っ黒になることがあります。黒毛舌と言いまして、悪い病気ではありません。抗生物質やステロイドを長期服用しておりますと、その薬が効かない菌が増えたり、カンジダ菌というかびの一種が増えたりすることがあります。

それらの菌が原因で、舌の糸状乳頭の角化が著しく亢進し、舌が黒ずんで見えるのです。ストレスや疲労蓄積で免疫力が落ちると、同様にして、黒毛舌になることがあります。見た目はグロテスクですが、何ら問題はありません。薬の投与を控えたり、疲労が回復したりすると自然に治ります。

また、舌の表面にあたかも地図を描いたような変化が見られることがあります。地図状舌と言いまして、ストレスやビタミンB群の不足などで生じると言われております。これも、黒毛舌同様、何ら問題はありません。

地図で思い出しました。50歳を過ぎてから単身江戸に出て測量の勉強を始め、それから20年の歳月をかけて日本地図を完成させたトンデモ人物に、伊能忠敬《いのうただたか》という人がいます。ものすごいバイタリティーではありますが、晩年には、口の中に歯が1本しか残っていなかったそうです。

さてさて、舌の外観はまったくをもって正常であるにもかかわらず、「舌がピリピリ痛い」と訴えられる患者さんがいます。ひどい人になると、舌の痛みに悩まされ、ノイローゼになる場合もあります。

このように、舌に炎症などの異常がないにもかかわらず、原因不明の痛みがある場合、「舌痛症」と言います。心身症の中の一症状である、という考えが一般的ですが、神経痛の中に属する痛みだ、と唱える医師、医学者もおり、明確な論は定まっておりません。

性別では、圧倒的に女性に多く、その中でも、更年期、もしくは更年期を過ぎた方に多く見られます。ですから、自律神経とホルモンバランスとの関係も原因の一つとして考えられております。

治療法は、抗うつ薬や漢方薬の服用が中心となります。また、心に原因がある場合、薬の投与と並行して、自律訓練法と言い、患者さんが自分自身と対話しながら症状と向き合い治療していく方法もとられております。

舌痛症同様に、舌が正常であるにもかかわらず、「何を食べても同じ味しかしない、美味しくない」と訴えられる方がいます。

前の項で述べましたが、いわゆる味覚障害です。はっきりとした原因はわかっておりませんが、加齢や、先述しましたが亜鉛の不足、唾液の分泌低下で口の中が乾燥する口腔乾燥症、そして、睡眠薬や抗うつ薬をはじめとする多種類の薬の服用で生じると言われております。

自分の臨床経験から、睡眠薬、抗うつ薬を服用されている方に、見られる傾向があり、投薬量を減らすよう主治医にご提示すると、大概、良好な結果を得ることができます。

亜鉛不足も原因に挙げられますから、亜鉛を多く含むレバーや牡蠣を食べることも、お勧めの一つであります。

最後の最後になりましたが、舌にも帯状疱疹《ほうしん》ができます。帯状疱疹と言うと、胴体や顔にできるイメージですが、ごくまれに舌にできることがあります。
水泡《すいほう》性の病変が舌の、右なら右、左なら左、と必ずどちらか半分に現れます。もし、このような症状があれば、大学病院の口腔外科ないし、耳鼻科を受診してください。ポイントは、どちらか半分に現れるということです。

まとめ

○舌は、食べる、話す、という人間が生きていく動作をする上で、必要不可欠な存在であり、口腔内においてその司令塔の役割を担っている。

○舌を鍛えることで、健康的な生活ができる。舌の筋力アップのトレーニングを行って、舌を鍛えると良い。

第7章

本当に知りたい！
3D 再生 治療

歯のかぶせ物、1週間から、30分へ超短縮

みなさん、何となくおわかりいただいていると察しますが、むし歯を削り、削った部分を補てんする材料を作るのに、まずヌルヌルした物質で型をとりますね。

通常、型（印象と言います）を取って、技工士さんに頼んで、歯の詰め物や、かぶせ物を作ってもらい、それが患者さんの歯にかぶせられるまで、おおよそ1週間はかかります。

ところで、印象を取るヌルヌルした物質は、アルギン酸と言いまして、海藻に含まれる成分の一つです。ワカメやモズクなど、ヌメッとしていますでしょう。それと同類ということがイメージいただけると思います。

さてさて、近年、CAD／CAMというコンピューター制御装置の歯科への応用により、先述の歯のかぶせ物を作る工程が、大幅に短縮されるようになりました。歯を削ってから、そこにかぶせるかぶせ物を完成させるまでの時間が、わずか30分ほどで済むようになったのです。鈍行列車から特急列車どころか、ジェット機への変わり様ほどの飛躍ですね。

余談ですが、コンピューターの発展には、ナチス・ドイツとの深い関係があったことをご存じでしょうか？　機会に恵まれましたら、詳しくお話しさせていただきます。

では、簡単にコンピューターで、歯のかぶせ物を作る工程を説明します。

まず、削った歯の形を専用のスキャナでスキャンして、CAD／CAMにより、コンピューター上で3D設計します。

スキャナでスキャンする、これは従来のヌルヌル・ドロドロした材料で型をとる工程と同じです。光学印象と言いまして、人によっては「ゲー」ときてしまうドロドロ・ヌルヌルした物質を口に入れる代わりに、光をあてるだけで型がとれてしまうのです。「ゲー」ときてしまうことを嘔吐《おうと》反射と言いますが、それで悩んでいる方は意外と多く、朗報であります。

さて、コンピューター上で作られた3Dデータを元に、ミリングマシンという削合器具で、セラミックのブロックを削り出し、歯へのかぶせ物を作り出します（セラミックのブロックと書きましたが、ブロックには、歯科用複合材料が何種類もあります）。

出来上がったかぶせ物を、その場で、患者さんの歯にかぶせて、はいおしまい！　患者さんサイドからしても、我々歯科医師のサイドからしても、本当に便利になりました。

ここで、一つ疑問が湧きませんでしょうか？　技工士さんの仕事が減ってしまう!?

まさにそのとおりで、その問題に直面している技工士さんは少なからずいらっしゃいます。

ところで、先ほど光学印象を話しましたが、スキャナにはＬＥＤが使用されております。現在、ＬＥＤは歯科領域において、いろいろな場所で使用されております。

歯医者さんの治療椅子にこしかけると、「ぱあっ」と、頭上の照明が輝きますね。この照明は、無影灯と言いまして、歯科医師側の作業を難なく進められるよう、影を作らない仕組みになっております。手術室のオペ台の上にある、大きな照明装置も無影灯です。

この無影灯の光源には、長らくハロゲンランプが使用されていましたが、現在は、ほとんどがＬＥＤに様変わりしております。

このように、治療の補助的役割がメインでありますが、治療の主役としてＬＥＤを使おうとする試みもなされております。赤色ＬＥＤ光で、光感受性物質を活性化させ、発生した活性酸素で、殺菌をしようとするものです。

その代表例ですが、第３章で述べました歯周病治療において、歯周ポケット内にＬＥＤをあてることで、歯周病菌を退治しようとする試みがなされております。

ＬＥＤの話題にそれてしまいましたが、ＣＡＤ／ＣＡＭの歯科への応用など、歯科界も３Ｄが当たり前の時代になりました。効率化・短縮化を強調して述べましたが、手作業ではどうしても否めなかった、仕上がり具合のばらつきも、３Ｄ技術の応用により解消されるに至っております。まさに、技術革新のたまものですね！

歯の矯正治療エトセトラ

歯の詰め物、かぶせ物を、３Ｄで作ることができる、とお話ししました。さらに現在、３Ｄで歯の矯正ができるようにもなっているのです。

ここで、まず簡単に歯の矯正治療について述べさせていただきますね。漠然とイメージできると思いますが、ぶっちゃけ、出っ歯や受け口など、歯並びの悪い人に対し、人為的な力を加え続けることで、正常できれいな歯並びにする治療を言います。

矯正治療をすることで、歯並びを美しくできることは言わずもがな、歯のラインが整うことで、食べかすなどの汚れが歯に停滞しづらくなり、むし歯や歯周病を予防することができます。

また、上下がきちんと噛《か》み合った歯で食事をとれるため、咀嚼《そしゃく》力も増しますし、歯並びの悪さが原因で生じていた発音障害も克服することができます。

今までの章で触れてきた、口腔《こうくう》機能とそれが及ぼす全身機能に関しても、矯正治療は深く関わっているのです。

さらに重要なことですが、今まで悪い歯並びで悩んでいた人が、矯正治療後、きれいな歯並びを手に入れることで、自分に自信がつき、内向的・消極的・さらには自虐的な生活姿勢から脱却でき、ポジティブで明るい、未来志向型の生活姿勢へと生まれ変わることができるのです。

精神面の向上により、日常生活をおう歌できるようになるのです。

再三申し上げていますが、歯の矯正治療は人生100年時代、健康寿命を延ばすため必要な治療の一つと言っても過言ではないのです。

ちなみに、歯の矯正治療に保険は適用できません。全額自費となります。現在、保険治療は疾病保険と言い、病気にならないと保険適用ができません。「歯並びが悪い」というのは、疾病ではないという考えが、保険の仕組みを作っている方々の一般的な認識だからです。

さてさて、矯正治療は具体的にいかにして行われるのでしょうか？

街中で矯正装置（矯正をする装置）をつけている人に出くわす機会も多いですから、漠然としたイメージは湧くと思います。自分的にはまだまだ矯正治療の普及率は低いと感じますがね。

矯正装置には、たくさんの種類があります。一般的には、歯の表面に金属やレジン（簡単に言うと、プラスティック素材）、セラミックの小さなブラケットという装置をつけ、それに、細いワイヤーを通して歯を動かす、という固定式の装置を使います。

お察しいただけると思いますが、歯の表面に（目立たないように、歯の裏側につける方法もあります）ブラケットとワイヤーがつくため、矯正治療をしていることがわかってしまう、目立ってしまう、という難点があります。

それをむしろステータスと感じ（先述しましたが、矯正治療は全額自費のため、それなりの予算がないとできませんので）、率先して受け入れる方もいますが、どちらかと言うと、審美面では、消極的なイメージの方が強いです。ですから、長期にわたって、目立つ器具をつけることに抵抗があり、なかなか矯正治療に踏み切ることができない、という方はたくさんいらっしゃいます。

また、歯の表面に取り外しのきかない矯正装置がつくために、どうしても装置の周りに食べ物が停滞するなど、汚れが付きやすく、歯みがきやうがい等、衛生管理をきちんとできない方では、矯正治療中に、むし歯や、歯周炎、歯周病にかかってしまう恐れがあります。

歯を治そうとして、歯をダメにしてしまう、これでは本末転倒ですね。

歯の矯正治療～3D、マウスピースの時代へ！

ズバリ！　本項の結論から申し上げましょう。マウスピースを装着することで、歯の矯正をする治療が脚光を浴びています。

前項の冒頭で触れましたが、3Dを駆使してマウスピースを作製し、それを患者さんにはめていただき、徐々に歯を動かし、正常で、美しい歯並びにする治療です。インビザライン矯正治療と言います。

歯科医師が、光学印象（歯の詰め物、かぶせ物を、3Dで作る場合の印象と同じです）により、患者さんの全顎（上下すべての歯）の3Dデータを作成し、それを、アライン・テクノロジー社という会社に送ります。

そのデータを基に、アライン・テクノロジー社と歯科医師とで、コンピューターを介して、治療計画のやり取りが行われます。

患者さんの歯並びの最終ゴールが決定したら、アライン・テクノロジー社から担当歯科医師に、患者さんの症例に合わせた薄い透明なマウスピースがいくつか送られてきます。

後は、患者さんにそれを、おおよそ2週間ごとに1枚ずつ装着していただき、最後の1枚を装着し終えた時点で矯正終了となります（ただし、矯正終了後、歯の後戻りをさせないために、リテーナーという装置をつけます）。

透明なマウスピース！　お察しいただけると思いますが、従来のワイヤー矯正と違い、装着していても自然で、目立ちません。他人の目を気にすることなく日常生活を送ることができるのです。

審美面に配慮しながらきれいな歯並びが手に入る、これがマウスピース矯正の最大のメリットと言えましょう。

さらに、マウスピースですから、食事時や、歯みがき時には、取り外すことができます。よって、ワイヤー矯正の短所で述べた衛生管理の問題も、難なくクリアできるのです。

また、金属を使用しませんから、金属アレルギーの方にも安心して治療ができます。

マウスピース矯正の長所ばかりを述べてきましたが、当然、欠点もあります。完璧な人間が存在しないのと同じですね。

患者さんの使用時間や使い方によって、思うように歯が動かないというような、治療効果に影響が出る場合があります。

固定式では、否応なしに、治療が進んでいきますが、マウスピースですから、着脱可能な故、患者さんのパーソナリティーにより、何日間も装着し忘れてしまう場合があります。

歯科医師サイドも、毎日毎日「マウスピースをつけてらっしゃいますか？」と患者さんにお聞きすることはできませんから、こればかりは、患者さん自身の努力、歯科医師との信頼関係に委ねられているのです。

繰り返しますが、歯の矯正治療は、歯並びを美しくするといった、審美的な構築のみにとどまらず、むし歯、歯周病の予防に大いに貢献します。発音障害の克服や、咀嚼力の回復など、全身の健康維持に多大な影響を及ぼすことがわかっております。

人生100年時代、歯の矯正は、精神的にも、肉体的にも健康で快活な日常生活を送るためのキーパーソンでもあるわけです。

その治療の重要性とは裏腹に、まだまだ、世間の認知度が低いことは否めません。ハードルが高いのも確かです。

この、マウスピース矯正の登場により、従来の歯の矯正に対する重いイメージが崩れ、気軽に歯の矯正を受けられるようになることを切に願っております。マウスピース矯正は、まさに、歯の矯正治療のニューリーダーにふさわしい方法と言えます。

iPS細胞エトセトラ

3Dを少し引きずりますが、現在、iPS細胞の技術を応用して、3Dプリンターでの臓器生成の実用化に向けて、研究を進めているグループがいくつかあるそうです。SFの世界ですね！　想像がつきません。未来はどのようになってしまうのでしょうかね。

iPS細胞は、身体の中のさまざまな細胞に分化できる細胞です。再生医療の発展を担う細胞として注目されています。今更、述べるまでもありませんが、山中伸弥先生が、それでノーベル生理学・医学賞を受賞されましたね。

前後しますが、再生医療とは、臓器や組織の欠損、機能障害に対して、それらの臓器や組織を再生し、失われた人体機能の回復を目指す医療を言います。理屈っぽいですが、要は、指を切り落としてしまった後、新たにその指を再生させようとする医療のことです。ある種、究極の医療とも言えましょう。

さて、現在、iPS細胞の研究応用は驚くほどのスピードで進んでおり、自分のような門外漢が口を挟む余地など皆無です。

iPS細胞から、精子や卵子といった生殖細胞を作ることが、ラットではすでにできているそうです。サルや我々人間も含めた哺乳類対象の研究が、現在進行形で行われているのです。

自分のように馬齢を重ねて生きている人間にとっては想像のつかない現実であります。

余談ですが、今、自分は「馬齢を重ねる」と申し上げました。この「馬齢を重ねる」とは、「自分はたいしたこともできず無駄に歳をとってしまいました」という意味であります。謙遜して言う場合に用いられますが、(自分の場合は本当です~笑)、馬の年齢は歯を見ればわかるそうでして、そこに言葉の由来があるようですよ。

話を戻しまして、iPS細胞を用いた再生医療の最終目標は、iPS細胞から、ヒトの心臓や肝臓などの臓器を作り出すことでしょう。遠い未来になるのか、やや遠い未来になるのかは計り知れませんが、ド素人ながら、再生医療が高度に構築された医療体制、社会は必ずやってくると信じております。

当然、倫理的な問題も並行して俎上《そじょう》に載り続けるでしょうが、あの世から、そんな社会を見てみたいものです。

歯の再生医療エトセトラ

iPS細胞について、お恥ずかしながら、触れさせていただきました。

ところで、歯の研究に関しては、ｉＰＳ細胞はどのレベルにまで達しているのでしょうか？

現在、ｉＰＳ細胞から、歯の表面を構成する人体で一番硬い部分であるエナメル質を作る、エナメル芽細胞の分化誘導には成功しているそうです。なお、分化誘導とは、その細胞を作り出すことを意味します。

また、歯の構造上、エナメル質の内側の象牙質という部分を作る、象牙芽細胞の分化誘導も可能となっているようです。

わかりやすく話しますと、歯を構成するパーツを構成する細胞を、ｉＰＳ細胞で作り出すことには成功しているのです。

前項で述べましたが、ｉＰＳ細胞から、心臓や肝臓などの臓器を作り出すことが最終ゴールであるのと同様、ｉＰＳ細胞から、歯そのものを作り出すことが、歯科における最終ゴールと言えましょう。

もし、それが本当に実現できたなら、コペルニクス的転回とはまさにそのことでして、失った歯は二度と取り戻せない、という現在の常識が１８０度覆されますね。ｉＰＳ細胞から、新たに歯が生まれるのですから！　ちなみに、現段階で、ｉＰＳ細胞から歯を作ることができた場合、1本の歯で、数千万円はかかるようです。

iPS細胞が脚光を浴びる以前、今から、12年前に、マウスで歯そのものを作る実験には成功しておりました。

歯胚《しはい》という、歯を作る基となる種があります。胎児由来の歯胚を形成する部分細胞を取り出して、操作し、その後、腎臓の被膜下に移植した結果、歯胚が作られたのです。その歯胚をマウスの口の中に移植した結果、歯が生えるのを確認できたのです。

このように、現在、歯の再生はマウスのような小型の動物では可能になっているのです。しかし残念ながら、大型の動物では成功しておりません。

また、第一大臼歯を例に挙げますと、お母さんのお腹にいる時からすでに形成され始め、3歳ぐらいで顎の中で歯の頭の部分が作られ、6歳ぐらいで生え始め、9歳ぐらいで歯の根の部分が作られ、歯が完成されると言われております。

ごちゃごちゃと書いて何を伝えたいのかと申しますと、1本の歯が出来上がるまで、10年という長い年月を要するのです。

同様に、口の中で歯を再生させるには、それくらいの時間がかかるわけでして、短気な江戸っ子でなくとも、待てる人がいるはずがありません。歯の誕生を待ち望んでいたら、あの世に行ってしまった、では本末転倒もいいところですからね。

以上を踏まえた上で、歯の再生の最先端で研究されている方の、最大のテーマであり目標は、「大きな歯を、できるだけ早く作ること」だと思います。マウスの歯の再生だけで満足できるのは、マウス愛に満ちあふれた方々ぐらいでしょうからね。

最後になりましたが、現在、歯科の現場でメインに行われている再生治療に触れてみます。

自分自身の機能していない歯（親知らずなど）を、他の歯の失われた部分に移植する「自家歯牙移植」という方法が、主に行われております。自分の歯ですから、生体にやさしく、歯の機能を最大限にいかした治療法と言えましょう。

もちろん、適応できない症例など、欠点もありますが、それはかかりつけの歯科医院でお聞きくださいませ。

歯の幹細胞は、再生医療の救世主！

歯の再生医療に関する、小難しい話にお付き合いいただきありがとうございました。

繰り返しますが、歯の再生医療の究極の目標は、自然の歯を作り出す、ことでしょう。実現には程遠い現状ですが、そこを目指し、日々研究されている方がたくさんいらっしゃるのです。

歯の再生医療に関して、最後にもうひとネタお付き合い願います。非常に重要、かつ面白い内容です。

ここで、いきなりですが、幹細胞という細胞について説明させていただきます。ズバリ！さまざまな細胞に分化する能力（多分化能）を持つ特殊な細胞のことを言います。変幻自在の怪人二十面相みたいなものでして（古くてすみません～汗）、iPS細胞も幹細胞に含まれます。

そして、骨髄に含まれる幹細胞のことを造血幹細胞と呼び、それがすべての血球（赤血球、白血球、血小板）に分化していきます。また、脂肪に含まれる幹細胞のことを脂肪幹細胞と呼び、骨や軟骨、脂肪等へ分化する能力があることがわかっております。再生医療において、脚光を浴びている細胞なのであります。

さあ、この項の真打ち登場です！　近年、歯髄（一般に歯の中の神経と呼ばれている部分）や、歯の歯根膜（以前、お話しましたが、歯を取り巻いている膜で、クッションの役目をしている）には、有能な幹細胞が含まれていることが明らかになりました。

この歯髄から採取された幹細胞（歯髄幹細胞）は、前述した造血幹細胞や脂肪幹細胞と同様な分化を示すことがわかっております。わかりやすく話しますと、歯髄幹細胞が、骨や脂肪、さらには神経などになることができるのです。まさに変幻自在の歯髄幹細胞！

実際に、動物実験のレベルでは、全身のさまざまな組織、臓器の疾患モデルに対して、歯髄幹細胞による移植がすばらしい成績を残しております。

脊髄損傷の治療の研究も進んでいます。脊髄を損傷したラットでの実験では、1か月ほどで、動かなかった下肢が動き、歩けるようになったそうです。さらには、アルツハイマー病や認知症患者に対しての歯髄幹細胞の応用の研究も、現在進行形で進んでいるようです。

ここで、歯髄幹細胞の魅力を述べますね。細胞の増殖能力が高い、というのが第一に挙げられます。さらに、歯にがんがないことでもわかるように、歯髄細胞の遺伝子は、損傷しにくいと言われ、安全で高品質の幹細胞を確保することができるのです。

親知らずは、人間の身体のパーツの中で最も遅くできるため、細胞が若く、良質の歯髄細胞がとれ、そこからさらに良質の幹細胞を採取することができるのです。

親知らずにましてや良質なのは、乳歯のようでして、今まで医療廃棄物として処理、捨てられていた両者が、お立場大逆転、再生医療の救世主になっているのです。

また、造血幹細胞の場合、当然ながら、骨髄を必要とします故、誰もが簡単においそれと手に入る代物ではありません。これに対して、歯はどうでしょうか？　今、申し上げましたが、医療廃棄物として処理され、捨てられているのですよ。言わずもがなですね。

現在、歯髄細胞バンクの立ち上げや、献血ならぬ献歯と言い、親知らずや乳歯を、専門団体に預ける制度、乳歯を確保するための病院間での連携システムなど、歯の幹細胞を巡る医療、社会環境はめまぐるしい速さで構築されております。

病気や事故で失われた組織や臓器を、歯を利用して、元の形や機能に再生させる。夢のような治療が、現実に始まっているのです。

まとめ

○歯の詰め物や、歯のかぶせ物の作製、さらには、矯正治療の現場において、3Dがごく普通に普及している。特に、矯正治療においては、3Dを駆使して作製されたマウスピースの装着による矯正が、審美面等、従来のワイヤー矯正のウイークポイントを補うに至っている。

○マウスピース矯正の登場は、従来の歯の矯正に対する重い概念を覆させ、全身の健康維

持に深く関与する矯正治療を、身近なものにできたという意味において、矯正治療の救世主と言る。

○iPS細胞の歯科への応用は、日進月歩であり、歯のパーツ・パーツを構成する細胞を、iPS細胞から作り出すことには成功している。

○歯の幹細胞を用いた、全身レベルでの研究は目覚ましく、脊髄損傷患者への応用などが期待されている。

第8章

本当に知りたい！　インプラント
ホワイトニング治療

インプラント治療のエトセトラ

インプラント！　マスコミで持ち上げられたり、叩かれたり、これだけ毀誉褒貶《きよほうへん》の激しい治療は、歯科治療内を見渡しても、他にないような気がします。

何となく怖い、治療費がとても高い、失敗したら大変なことになる、そんな、マイナスのイメージをお持ちの方も多いと感じます。マスコミの影響でしょうか、イメージだけがひとり歩きしてしまっている、そんな感が否めません。

実のところ、インプラント治療ほど、噛む、という機能回復において、すばらしい補綴《ほてつ》治療（第4章で説明しました）は他にないと思います。

入れ歯のような違和感がない、ブリッジのように両隣の歯を削らなくて済む、そして何よりも、ほぼ自然の状態で自分の歯のように噛むことができる。まさに、補綴治療の救世主と言えましょう。

何となくお察しいただけるかと思いますが、インプラント治療とは、歯の無くなった場所に、歯の根元の部分の代わりとなる物（人工歯根）を植える治療を言います。

植える場所は、上下の顎の骨の中になります。そもそも、インプラントとは、人工の材料を体の中に埋入することを言い、豊胸手術の場合でも、人工乳腺バッグを入れますから、それもインプラントと呼ぶようです。

インプラント（人工歯根）は、顎の骨の中に植わっておりますから、当然、目では見えません。一般に、インプラントとして、口の中に見える部分、白い歯の形をした部分は、かぶせ物、またはうわ物と言いまして、インプラントがきちんと、顎の骨の中に定着したのちに、最後につける部分です。

乱暴な言い方をすれば、白い歯の部分、かぶせ物の部分は、飾りみたいなものであり（語弊がありますが、わかりやすく表現しました）、インプラント治療で最も重要なのは、インプラントがきちんと、顎の骨の中に定着していることなのです。

土台となるインプラントがきちんと顎の骨の中に固定されていないと、いくらきれいな白い歯のかぶせ物をしても、揺れ始め、インプラント治療そのものが台無しになってしまいます。

建物でもそうですよね。土台作りが何よりも大切なわけです。

では、インプラントは、どのようにして顎の骨の中に定着・固定されるのでしょうか？

再三述べておりますが、そこがインプラント治療の本丸でありまして、そこを目指して、日々、歯科医師は研究しているといっても過言ではないのです。

ズバリ、インプラントが、顎の骨と結合して一体化することで、定着・固定されるのです。

インプラントの主な材料はチタンです。チタンは骨と結合するという特性（オッセオインテグレーションと言います）を持っており、それを応用し、インプラントを顎の骨に強固に固定させるのです。

ところで、インプラント治療と聞くと、最新の治療のようにイメージしますが、驚くなかれ、紀元前2000年の古代エジプト王朝時代には、すでに、インプラント治療は行われておりましたよ。発掘されたミイラから、その痕跡が見て取れるのです。そう、今から4000年前に、すでにインプラント治療は存在していたのです。

なお、古代エジプトでは、目は目の医者が、歯は歯の医者が診る、といった今で言うところの分科まで行われていたようです。

さらに、マヤ文明や、インカ帝国時代の遺跡からも、インプラント治療の存在は明らかになっております。顎の骨の中に、貝殻やルビーを植え込み、失った歯の代わりとして使用していた模様です。

そうなのです！　入れ歯の方が古く、インプラント治療はそれに比較して、ずっと新しいと思われていた方、実は真逆なのです。インプラント治療の歴史の方が、遥かに古いのです。

インプラント治療の長所・短所

先ほど僕は、インプラントが、入れ歯やブリッジと比較し、噛む機能を回復する、いわゆる補綴治療の中では、ベストだと考えると述べました。

違和感が入れ歯と比べて、全くと言ってよいほどなく、自分の歯と同様に物が噛めますし、歯の無い場所に植えるだけですから、ブリッジのように、両隣の歯を削る必要がない、などいいことずくめように表現しました。

実際にそうなのですが、それらが長所である一方で、インプラント治療の短所も当然、存在しております。すみません！　いいことずくめの宣伝を大々的にして、例外、条件を小さく文字欄の下に記載する商品宣伝のようですが、物事には、必ず短所がありますね。

話を戻しますが、きちんとした条件下で、適切な処置が行われれば、インプラント治療がベストであることに間違いはないと考えます（ただし、インプラント治療は医療保険が適用できないため、全額、自費治療となりますので、予算、生活費との相談は付随します）。

再三申し上げておりますが、インプラント治療は、インプラントを、顎の骨の中に植えることを意味します。イメージいただけると思いますが、顎の骨に穴を開けて、そこにインプラントを埋め込むわけです。

それが、周囲の骨と結びつき、確実に固定されてから、外から見える部分のいわゆる白い歯、かぶせ物をかぶせて、噛む機能を回復させるのです。

骨に穴を開けるのですから、術者（歯科医師）の経験と技量の差により、当然、それに伴うリスクにも差ができますね。

人間のすることですから、時に、顎の骨の中を走っている太い神経を傷つけたり、血管を切ったりしてしまうというリスクもはらんでいるのです。

また、顎の骨の中に、植え込むわけですから、受け皿となる顎の骨がしっかりしていないといけない、ことはお察しいただけると思います。

第3章で述べましたが、歯周病を患っている場合、骨が吸収され、スカスカの状態ですから、そこに、インプラントを植え込んでも、しっかりと骨と結合できないため、すぐに、インプラントが揺れ始め、場合によっては、抜けてしまう恐れもあるのです。

海辺の砂浜に、家を建てる、そんな無茶なことをした後に起こる現象が、口の中でも同様に生じてしまうのです。

糖尿病を患われている方へのインプラント治療も消極的と言わざるを得ません。インプラント治療の場合、骨に穴を開けたり、歯肉を切開したりする外科手術です。よって、糖尿病患者さんの場合、傷の治りが悪くなったり、細菌感染を起こしやすくなっていますので、インプラント治療後に多大な影響が出る可能性が高いのです。また、インプラントと骨とが結合しづらく、治療後、日数を待たずしてインプラントが抜けてしまうケースもあります。ですから、糖尿病でなくても、血糖値の高い方は、食事療法や、運動療法などで、血糖値のコントロールをされてから、インプラント治療に臨まれることを勧めます。

さらに、インプラントには、短期的にはわからないウイークポイントもあります。歯を取り囲んでいる歯根膜という膜があることを、第4章で述べました。クッションの役目を持ち、この膜に存在するセンサーが受けた刺激が、脳に伝えられ、噛んだという感覚を生み出すことも説明しました。思い出してくださいね。

自然の歯はもちろん、この歯根膜に囲まれております。ですから、どんなに強く噛んでも、歯を取り囲んでいる顎の骨に影響を及ぼすような噛み方までは絶対にしません。いくら強く噛んだとしても、歯根膜のセンサーからの情報が脳へ伝わり、脳から、これ以上強く噛んではいけませんよ、とフィードバックの命令が下されるからです。

ここから重要なことを述べます。インプラントの場合、歯根膜がなく、顎の骨の中に直接、埋め込まれております。なので、いくら強く噛んでも、脳からのフィードバックを受けることがありませんので、ついつい、強く噛みすぎてしまう場合もあります。

1回や2回ならまだしも、それを、長年、長期的に繰り返していくと、インプラントの周囲の骨に、かなりのダメージが加わることはご想像がつくと思います。

最後に、インプラント周囲炎についてお話しします。

インプラント治療が終了し、インプラントがきちんと装着された後、口の中を不衛生にしていますと、インプラント周囲炎といい、歯周病菌をはじめとする口腔内細菌の影響で、その周囲が炎症を起こしてしまいます。

ひどい場合だと、インプラント自体が揺れ始め、場合によっては、はずれてしまうこともあります。

先ほどの歯周病に話が戻りますが、歯周病を患われている方は、きちんと歯周病治療が完治されてから、インプラント治療に臨むべきです。これは、インプラント治療の大鉄則であります。

繰り返しますが、インプラントは入れ歯とは比較にならない程、快適です。しかし、その治療計画に無理があってはなりません。短期的な噛む能力を回復するのではなく、長期的な視点に立ち、いつまでも美味しく食事ができるよう、考えるべきなのです。

そのためには、歯科医師との信頼関係が重要であることは言うまでもありませんが、インプラント治療に関する確かな知識を身につけることも非常に大事なのです。

インプラント治療の最前線！

インプラント治療の最大の懸案事項は、インプラントを植え込むために必要な周囲の骨の量、質、厚みです。

繰り返しますが、スカスカの骨や、厚みがほとんどないような顎の骨に、インプラントを植え込むとどうなるかにも触れました。

一昔前までは、そのような症例では、インプラント治療が行えませんでした。

ところが、現在、骨が元来薄くて足りない人、また、歯周病などで周囲の骨が少なくなった人でも、骨の欠損した部位に、自分の骨や合成骨を補ったり、骨そのものを増大・再生させたりする、GBR法（骨再生誘導法）などを利用すれば、インプラント治療をすることが可能になっております。

さらに、第7章で、歯髄の中には、さまざまな種類の細胞に分化することができる細胞が存在し、それを、歯髄幹細胞と呼ぶことを述べました。この歯髄幹細胞を外に取り出して、適切な環境で増やすと、骨や軟骨を構成する細胞を作ることができるのです。ですから、現在、インプラント治療で、周囲の骨を増やすために、歯髄幹細胞を用いて骨を作る研究が、日進月歩で進んでいるのです。まさに、歯髄幹細胞がインプラント治療の救世主たりうるのです。

また、成長因子（動物体内において、特定の細胞の増殖や分化を促進する物質）を利用し、血液の細胞を骨に誘導することで、骨の量を増やす方法なども、最先端の治療で用いられております。

長々と、小難しい話を羅列しましたが、骨、がこの項の主人公であることはおわかりいただけると思います。くどいですが、インプラント治療のキーパーソンは、インプラントを植え込むために必要な、適切な条件を有する周囲骨なのです。

ホワイトニングのエトセトラ

ホワイトニング！　おしゃれなイメージで、してみたいと思っている方、大正解です。ありがとうございます。

歯科医の立場で、営業・宣伝するつもりは毛頭なく、ホワイトニングという言葉がそれだけ世間に浸透している証ですから、純粋に喜ばしい限りです。

実際、ホワイトニングには、歯を白くする効果に付随して、歯を丈夫にする効果もあります。

おしゃれなイメージを抱かれ、ホワイトニングを身近に感じていただけることは、歯に対する健康意識の向上という意味において、供給する側からしても願ったりかなったりなわけです。

おっと、話が先走ってしまいました。ホワイトニング、巷でかなり普及しておりますから、その説明もせずに、書き始めてしまいました。

ホワイトニング、ズバリ、歯を白くすることです。歯を削らず、薬剤（ホワイトニング材）の作用により、化学的に歯を白くする治療です。

少々、突っ込んで話しますと、薬剤により歯を漂白することで、白く明るい歯にすることです。

さらに突っ込んで申し上げますと、薬剤の中に含まれる、過酸化水素、または過酸化尿素の作用で、歯の中に存在する有色物質を分解し、歯を白くするのです。

さらに突っ込んでお話ししますと、過酸化水素は、金属や光、熱ですぐに分解し、ヒドロキシルラジカルとヒドロペルオキシルラジカルの2種類のフリーラジカルを生じさせます。このフリーラジカルが、歯の最表層のエナメル質、さらには、その内側の象牙質に浸透し、そこで暴れまくり、着色物質を分解するのです。

小難しい話にお付き合いいただきありがとうございました。要は、過酸化水素および、過酸化尿素が、ホワイトニングにおけるキーパーソンでありまして、この薬剤が含まれていないと、本質的にホワイトニングが体をなさないのであります。ここは非常に重要なところであります。

ところで、ホワイトニングの歴史は超がつくほどに古く、古代ローマ時代に遡ります。当時の人は、おしっこ（尿素が含まれています）を歯に塗ると、歯が白くなることに何故か気づいておりました。美しく白い歯をもちたい、古今東西、人間はそう思うようでして、古代ローマ時代、人々はおしっこを歯に塗っていたようです。ホワイトニングの原型のような行為が、2000年前にすでに行われていたのですよ。

さてさて、ホワイトニングには、歯科医院の診療室でおこなうオフィスホワイトニングと、みなさんが自宅でおこなうホームホワイトニングの二種類があります。それぞれの方法は、簡単に後ほど述べさせていただきますね。

ところで、現在、エステサロンなど、歯科医院以外でもホワイトニングを施行されているところがあります。といいますか、かなりの軒数が目立ってきております。

そこでは、市販の医薬部外品や口腔化粧品を使用して、お客さんが自分でそれを歯に塗り、LEDの光を当てて行うセルフエステ方式になっているようです。

薬事法で、エステサロンなど歯科医院以外の機関が過酸化水素や過酸化尿素を使用することは禁止されておりますから、当然、その両者を使うことができません。

先ほど述べましたが、ホワイトニングの本質は過酸化水素を使用してナンボのものですから、これが使用できないと、正直、ホワイトニングの効果は知れております。

おそらく、歯の表面の着色除去と、一時的な歯の乾燥で白くなっているのにすぎないのかもしれません。

誤解されたくないのですが、くれぐれも、エステサロンの悪口ではありませんからね。

本質的に歯を白くされたいのであれば、やはり、歯科医院に行かれてください。

何はともあれ、健康な白い歯で、思い切り会話と食事を楽しむために、ホワイトニングをその一助にしていただければ歯科医師冥利に尽きます。

ホワイトニング治療について!

ホワイトニング治療は、過酸化水素ないし、過酸化尿素を含んだ薬剤(ホワイトニング材)を、歯に塗ることで、歯を白くすることです。くどいですが、過酸化水素ないし、過酸化尿素が主人公であることはご説明しました。

さらに、歯科医院でおこなうオフィスホワイトニングと、自宅でおこなうホームホワイトニングの二つがあることも述べました。

では、まずオフィスホワイトニングについて極々簡単に説明いたしましょう。

患者さんが来院されると、
①歯面清掃といい、歯の表面のお掃除をします。歯についている汚れを落とします。
②リトラクター(開口器)という装置を装着して、歯肉の保護、防湿をします。薬剤が歯肉につくのを防ぐためです。

③ホワイトニング効果を高め、より白い歯にするために、リアクターという材料を歯の表面に塗ります。
④オフィスホワイトニング材（重要なことで、35％過酸化水素が含まれております）を歯の表面に塗ります。
⑤LEDにより光照射します。
⑥ホワイトニング材を除去します。
以上、④〜⑥を繰り返し3回行い終了となります。

なお、35％過酸化水素を使用しているため、治療中に知覚過敏が生じる場合があります。個人差がありますが、痛みが出た場合、我慢せずに、歯科医に伝えてください（声は出せませんから、手を挙げる、ブザーを鳴らす等）。その場合は、中止になります。

さてさて、ホワイトニングをして本当に歯が白くなるのでしょうか？　何回受ければ白くなるのでしょうか？　という至極真っ当な質問をいただきます。

個人差がありますが、基本、白くなります。見本の写真のように真っ白とまではいきませんが、施術前よりきれいで白い歯になります。

ちなみに、欧米人について言うと、日本人とは比べ物にならない程、白くなります。ビックリするぐらい白くなりますよ。羨ましい限りですが、歯の解剖学的構造の違いですから致し方ありません。

欧米人は、日本人と比較し、歯の最表層のエナメル質が厚く、ホワイトニング材は、エナメル質に主に作用しますから、当然なのです。また、ホワイトニング治療自体がそもそも、欧米人を対象につくられたものでもあるのです。

何回行えばよいか？　ですが、1回目で、その直後に驚くほど白くなる方もいらっしゃれば、施術後数日経ってから白くなる方もいらっしゃいます。

また、ホワイトニング治療は永久的なものではなく、経日的に白さは薄れ、もとの歯の色にもどってゆく傾向にあります。

ですから、それぞれの個人の状況・環境にあわせて行われることを勧めます。ご予算とにらめっこですが、平均で3回がスタンダードのようです。

大事なことを言い忘れました。ホワイトニングに医療保険は適用できません。自費治療になります。第7章の矯正治療でお話ししましたように、病気を治すわけではありませんので。

次に、ホームホワイトニングについてお話ししますね。まず、歯科医院に行き、全顎の型（上の歯だけホワイトニングしたい場合は、上だけの型、下の歯だけホワイトニングしたい場合は、下だけの型、となります）をとり、そこから、マウスピースを作製します。

そのマウスピースをお持ち帰りいただき、ホームホワイトニング用の薬剤（重要なことですが、10％過酸化尿素と決まっております。3・6％過酸化水素に換算できます）を、その中に貼付し、歯にはめ込んでホワイトニング効果を期待します。

1日2時間を、2週間行いますが、ご自身の事情で、間隔をあけて使用される場合は、当然期間は延びますね。

以上、オフィスホワイトニングと、ホームホワイトニングについて概要だけかいつまんでお話ししました。

薬剤に含まれる過酸化水素、過酸化尿素の濃度でもおわかりのように、（ホームホワイトニングと比較して、オフィスホワイトニングに使用される過酸化水素の濃度は約10倍です）、短期間、早急なホワイトニング効果を望まれる場合は、オフィスホワイトニングをお勧めします。

なお、ホワイトニング直後は、歯の表面を常時覆っている、ペリクルというバリアーのような膜が除去された状態になりますので、歯の表面が脱灰されやすく、色素が沈着しやすい状態になります。ですから、ホワイトニング直後は、酸性の飲み物や、カレー、ビーフシチューのように色の濃い着色しやすい食べ物、さらには喫煙については、避ける必要があります。

ホワイトニング治療の応用！

ホワイトニングの項の冒頭で、ホワイトニングには歯を白くする効果に付随して、歯を強く、丈夫にする効果もある、と述べました。この項では最後に、ホワイトニングの歯を白くさせる本来の目的以外の作用・効果について述べたいと思います。裏を返せば、歯の治療の、最新治療の領域でもあります。

いきなりですが、ホワイトニング治療に用いる過酸化水素により、歯質自体の耐酸性が向上することがわかっております。つまり、歯が丈夫になるわけです。

また、高濃度の過酸化水素および、そこから発生するフリーラジカル（このフリーラジカルが、歯を白くする主役であることは前述しましたね）には、強い殺菌作用があるため、ホワイトニング終了後には、歯の表面に存在する細菌を減少させることができます。虫歯菌、歯周病菌の退治に一役買っているわけです。

さらに、過酸化水素が分解され、フリーラジカルを発生させると同時に、酸素も発生させます。この酸素が歯周病菌退治に重要な役割を果たしているのです。思い出していただけましたでしょうか？　第3章で書きましたが、歯周病菌は酸素が大嫌いな嫌気性菌でしたよね。実際、歯周病の治療にホワイトニング治療を応用され、研究、施行されている先生方もいらっしゃいます。

ホワイトニング治療について、ほんのさわりだけ、重要なポイントのみ書かせていただきました。人生100年時代、健康寿命を延ばすために、精神的にも肉体的にも良質な日常生活を送っていただくためにも、是非、ホワイトニング治療を身近な友達にしてくださ い。

まとめ

○インプラント治療には、インプラント（人工歯根）を植え込むために、周囲骨の量、質、厚みが必要である。また、インプラントと周囲骨との強固な結合が絶対不可欠である。

○現在、周囲骨の再生、増殖、移植などの研究が飛躍的に進んでおり、ほとんどの症例において、インプラント治療をすることが可能となっている。

○インプラント治療をするにあたり、短期的な視野ではなく、長期的な展望に基づいて、臨むべきである。故に、歯科医師との信頼関係が絶対不可欠である。

○ホワイトニングには、歯科医院で行う方法と、自宅で自分自身で行う方法の二通りがある。

○早急なホワイトニング効果を望まれる場合、歯科医院で行う方法を勧める。

○現在、ホワイトニング治療は、歯を白くする本来の目的と並んで、歯を丈夫にしたり、虫歯、歯周病の予防をしたりする、目的で行われることもある。健康で、楽しい日常生活を送るために、ホワイトニング治療をより身近なものにしてほしい。

おわりに

（今、僕は歯科医師として非常に幸せな日々を送ることができている）

5月の昼下がりの診療室、「はじめに」に登場いただいた男性患者さんが帰られた後、ぼんやりと窓の外を眺めやり、がらにもなく、ひとり物思いにふけりました。

歯、口という器官を診ることにより、直接、患者さんの健康状態をうかがい知ることができ、誰よりも早く、全身状態のアドバイスをすることができる。命の一端を担えることの喜びと責任感、歯という器官の奥深い魅力に取りつかれながら、日々の診療に携わっていける、まさに、歯科医師冥利に尽きる、のひと言です。

この、いささか自分勝手な想いを、しかし本当のことを、何とかして、多くの皆さんにお伝えしたい、歯の神様に導かれるように、今回、この本を上梓《じょうし》させていただきました。「はじめに」でも触れましたが、本当に知っていただきたいことだけを書くつもりでしたから、ゴチャゴチャした専門用語の使用は極力避けたつもりです。しかしながら、言葉が、伝えたい内容を表現できる道具である以上、ある程度の専門用語の使用は避けられませんでした。所々、小難しく感じられてしまった方、どうかご容赦くださいませ。

丹念にお読みいただけた方、つまみ食い程度に読まれた方、とにかく、この本を手に取ってくださっただけでも、歯科医師冥利に尽きる、のひと言です。

歯と健康との関係、歯と美容との関係など、最近は、歯・口に関するさまざまな本が、本屋さんの本棚を飾るようになっております。

以前は、「歯磨きは大切です」といった単一の内容が、述べられている本が大多数でしたから、それを鑑みると、隔世の感がありますし、喜ばしい限りです。

そんな中、はじめに、でも書きましたが、僕ならもっと面白く、わかりやすく書くことができる、と相変わらずの自信過剰、自己中心的な妄想に頭の中を占領され、今回、この本を一気に書き上げることができました。

さらに、自分サイドの想いを書き続けさせてください。手前味噌ですが、本書では非常に面白く、的確に、歯と健康についての説明をなすことができたと自負しております。書き終えた後、僕は、自分の言いたいことを、みなさんの心に深く届けられる内容に仕立て上げられた、と密かな自信を抱きました。

しかしながら、自信と不安は表裏一体、(歯周病と全身疾患との関係など、すでに誰もが知っている事実のような気がするし、今更、焼き直しのような本を出しても、読んでいただけるだろうか？　いささか、食傷気味の感じもするし）と、時に、書き進めながら、若干、弱気になったこともありました。

しかし、大切なことは、何度繰り返されても、新鮮ですし、繰り返されることにより、更に、新鮮さを増していきます。

あらためて、繰り返させてください。

歯は全身の健康に直結する！　人生１００年時代の主人公は歯である！　健康寿命は歯で決まる！

そう、健康寿命は歯で決まる！　のです。

最後になりましたが、最初に愚生にお声掛けいただいた株式会社イースト・プレス前編集者の三浦由佳理様、その引継ぎで、僕を叱咤激励、拙文乱文の編集指導いただきました現編集者の黒田千穂様、そして何よりも、「健康寿命は歯で決まる！」を、企画出版していただきました株式会社イースト・プレス様に、心より感謝を申し上げて、筆を置かせていただきます。

参考文献

■書籍

『意外な世界史』(PHP研究所/井野瀬久美恵/1996年)
『雑学の鬼』(びっくりデータ情報部編/KAWADE夢文庫/2004年)
『なるほど現代歯塾　~健康で快適な生活のために~』(徳島大学歯学部編/医歯薬出版/2007年)
『食の世界地図』(21世紀研究会編/文春新書/2004年)
『歯周病は薬で治る!!』(生田図南/天の草社/2008年)
『物語　食の文化』(北岡正三郎/中公新書/2011年)
『歯は磨くだけでいいのか』(蒲谷 茂/文春新書/2013年)
『噛み合わせが人生を変える』(日本顎咬合学会/小学館101新書/2013年)
『医療にたかるな』(村上智彦/新潮新書/2013年)
『ゼロからわかるローマ帝国』(本村凌二監修/学研パブリッシング/2013年)
『人はなぜ歯周病になってしまうのか』(山本浩正/クインテッセンス出版/2014年)
『世界一おもしろい世界史の授業』(宇山卓栄/中経の文庫/2014年)
『食べる・飲むメカニズム』(摂食研究会他編著/日本歯科新聞社/2015年)
『みんなが知りたいホワイトニングQ&A』(椿 知之他編集/デンタルダイヤモンド社/2015年)
『食いしん坊歯医者のしゃべくり世界史』(野村洋文/しののめ出版/2015年)

『日本人はこうして歯を失っていく』(日本歯周病学会、日本臨床歯周病学会/朝日新聞出版/2016年)
『たいへん申し上げにくいのですが…』(野村洋文/秀和システム/2017年)
『あなたの老いは舌から始まる』(菊谷 武/NHK出版/2018年)
『長生きインプラント』(玉木 仁/ユサブル/2018年)

■雑誌
「日本歯科医師会雑誌 Vol.66 No.3」(2013年)
「日本歯科医師会雑誌 Vol.66 No.6」(2013年)
「日本歯科医師会雑誌 Vol.66 No.9」(2013年)
「日本歯科医師会雑誌 Vol.67 No.2」(2014年)
「日本歯科医師会雑誌 Vol.67 No.6」(2014年)
「日本歯科医師会雑誌 Vol.67 No.10」(2015年)
「日本歯科医師会雑誌 Vol.68 No.4」(2015年)
「日本歯科医師会雑誌 Vol.68 No.9」(2015年)
「日本歯科医師会雑誌 Vol.68 No.10」(2016年)
「日本歯科医師会雑誌 Vol.70 No.6」(2017年)
「日本歯科医師会雑誌 Vol.71 No.5」(2018年)
「日本歯科医師会雑誌 Vol.71 No.10」(2019年)
「日本歯科医師会雑誌 Vol.72 No.2」(2019年)

イースト新書Q

Q061

健康寿命《けんこうじゅみょう》は歯《は》で決《き》まる！

野村洋文《のむらひろふみ》

2019年9月20日　初版第1刷発行

編集　三浦由佳理、黒田千穂
DTP　松井和彌
発行人　北畠夏影
発行所　株式会社イースト・プレス
東京都千代田区神田神保町2-4-7
久月神田ビル　〒101-0051
tel.03-5213-4700　fax.03-5213-4701
http://www.eastpress.co.jp/
ブックデザイン　福田和雄（FUKUDA DESIGN）
印刷所　中央精版印刷株式会社

ISBN978-4-7816-8061-3